Medizinische Begutachtung für Einsteiger

Michael Oberst · Jörg Schmidt

Hrsg.

Medizinische Begutachtung für Einsteiger

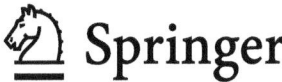 Springer

Hrsg.
Michael Oberst
Klinik für Orthopädie, Unfall- und
Wirbelsäulenchirurgie
Ostalb-Klinikum Aalen
Aalen, Deutschland

Jörg Schmidt
Institut für Rehabilitationsforschung und
Personenschaden-Management (IRP)
Medizinische Hochschule Brandenburg
Theodor Fontane
Berlin, Deutschland

ISBN 978-3-662-66059-1   ISBN 978-3-662-66060-7   (eBook)
https://doi.org/10.1007/978-3-662-66060-7

Die Deutsche Nationalbibliothek verzeichnet diese Publikation in der Deutschen Nationalbibliografie; detaillierte bibliografische Daten sind im Internet über https://portal.dnb.de abrufbar.

Fotonachweis Umschlag: © Wolfram Passlack, deSIGN graphic, Berlin

Planung/Lektorat: Antje Lenzen
Springer ist ein Imprint der eingetragenen Gesellschaft Springer-Verlag GmbH, DE und ist ein Teil von Springer Nature.
Die Anschrift der Gesellschaft ist: Heidelberger Platz 3, 14197 Berlin, Germany

Das Papier dieses Produkts ist recyclebar.

Ein Rookie (englisch: „Neuling, Anfänger, Frischling") ist ein im Profisport noch unerfahrener junger Sportler (Wikipedia)

Grußwort

Das vorliegende Buch stellt eine wirkliche Innovation im Hinblick auf die bekannten Standardwerke der Begutachtung dar. Zielgruppe ist nicht der erfahrene Arzt, der auf hohem Niveau schwierige Gutachten zu erstellen hat, sondern es steht vielmehr der Berufsanfänger, der Rookie, im Mittelpunkt.

Aus traditioneller Sicht wird üblicherweise angenommen, dass Gutachtentätigkeit nur für den erfahrenen Mediziner infrage kommt. Demgegenüber ist es allerdings alltäglich, dass im Rahmen des Erstkontaktes von Patienten oder auch bei der Zuarbeit für den Gutachter durch Assistenten und junge Fachärzte selbige mit dem Thema konfrontiert werden, ohne dass ihnen die eigentlichen Zusammenhänge, welche dem Gutachtenwesen zugrunde liegen, klar sind.

Alleine aus diesem Grund ist es sinnvoll und begrüßenswert, dass sich die Autoren im Hinblick auf die Gestaltung dieses Buches mit dieser Zielgruppe explizit beschäftigt haben. Sie haben hierbei ein didaktisches Konzept entwickelt, welches nach meinem Kenntnisstand neu und sehr innovativ ist, vor allen Dingen aber die Zielgruppe sehr ansprechen dürfte.

Jung, frisch und mit klaren Aussagen werden die notwendigen, zum Teil sehr komplizierten Inhalte aufgearbeitet und dem Leser vermittelt. Dabei ist die Sprache locker und leicht zu lesen, komplizierte Sachverhalte werden in gut verdaulichen Texten zum besseren Verständnis dargestellt.

Somit liefert dieses neue Werk zur Begutachtung zwei sehr gut kombinierte Neuerungen, nämlich zum einen der Fokus auf eine junge Zielgruppe und zum anderen ein dazu passendes didaktisches Konzept. Aus diesen Überlegungen heraus kann ich dieses Werk den jungen Kolleginnen und Kollegen nur wärmstens ans Herz legen – es macht einfach Spaß, es zu lesen!

Präsident der DGU und DGOU   Benedikt Friemert
Berlin, Deutschland
2022

Vorwort

So langsam keimt Hoffnung auf. Du hast die ersten Wochen an Deiner ersten Stelle im Krankenhaus überlebt. Du findest den Weg von der Station zum OP und wieder zurück, inzwischen ohne 3× auf der falschen Ebene zu landen. Du bekommst keine Panikattacke mehr, wenn Du Dich mit OA Müller für den nächsten Tag zur Knie-TEP auf dem OP-Plan findest. Ja, Du konntest sogar die letzten Frei-Tage nach den Nachtdiensten einigermaßen genießen, ohne ständig darüber nachzugrübeln, welche Fehler Dir in den vergangenen 12 h alle unterlaufen sind.

Und jetzt das: Die Stimme der Chefsekretärin am Telefon verheißt nichts Gutes – der Chef will Rücksprache wegen des Formulargutachtens an die Allianz-Versicherung. Es läge eine Mahnung vor.

Gutachten? Allianz? Formular? Häää? In den Tiefen des Gedächtnisses erinnerst Du Dich an das komische Schreiben, welches vor ca. 8 Wochen in Deinem Postfach im Sekretariat lag. Irgendein Papierkram, ja, da war das Logo der Allianz drauf – so what? Das ist im Stapel auf Station irgendwo ganz unten gelandet. Und überhaupt, dieser Papierkram, die komischen Fragen – wozu das alles? Und jetzt auch noch ein Anschiss, weil es nicht rechtzeitig erledigt wurde … Na prima.

So oder ähnlich ist es Dir ergangen? Keep cool – so ist es uns allen ergangen ☺

„Wenn Du etwas Unangenehmes zu erledigen hast, ist es nicht hilfreich, keinen Spaß dabei zu haben". Getreu diesem Motto will Dir das vorliegende Buch helfen, nicht nur einigermaßen unfallfrei durch die Untiefen der medizin-juristischen Sümpfe zu kommen, sondern – im Idealfall – sogar noch Spaß und hilfreiche Erkenntnisse aus dem großen weiten Feld der medizinischen Begutachtung zu ziehen, die Dir und somit auch all Deinen zukünftigen Patienten nützen werden.

Also auf geht's – Gutachten macht Spaß! („GMS" = Rookie-Regel #1)

Aalen, Deutschland   Michael Oberst
Berlin, Deutschland   Jörg Schmidt
Frühjahr 2023

Danksagung

Das vorliegende Buch war nur möglich durch tatkräftige Hilfe und Unterstützung von vielen Menschen. Um uns nicht der Gefahr auszusetzen, dass wir an dieser Stelle jemanden vergessen, gilt zuallererst unser Dank all denjenigen, die uns – in welcher Form auch immer – ausgehalten, beraten, hinterfragt, bestärkt und unterstützt haben. Besonders die durchweg kollegiale und unkomplizierte Zusammenarbeit mit unseren Co-Autoren verdient an dieser Stelle eine besondere Würdigung.

Ein ganz besonderer Dank gilt Frau Wilbertz und Frau Lenzen vom Springer-Verlag, die mit unendlicher Geduld und Feinfühligkeit hinsichtlich der Marotten der Herausgeber die langwierige Entstehung dieses Buches begleitet und ermöglicht haben.

Für die kritische Durchsicht des Manuskripts bedanken wir uns in besonderer Weise bei dem geschätzten Kollegen Elmar Ludolph.

Inhaltsverzeichnis

Autorenverzeichnis

Prof. Dr. med. Benedikt Friemert Klinik für Unfallchirurgie und Orthopädie, Bundeswehrkrankenhaus Ulm, Ulm, Deutschland

Dr. med. Martina Lillemeier Fachärztin für Neurologie, Schmiederklinik, Gerlingen, Deutschland

Dr. med. Stefan Mainus HNO-Gemeinschaftspraxis Berlin Adlershof, Berlin, Deutschland

Dr. med. Friedemann Mettke Fachgebiet Urologie, Institut für Rehabilitationsforschung und Personenschaden. Management, Medizinische Hochschule Brandenburg Theodor Fontane, Berlin, Deutschland

Dr. med. Ulf Niederstadt Facharzt für Augenheilkunde, Konstanz, Deutschland

Prof. Dr. med. Michael Oberst Klinik für Orthopädie, Unfall- und Wirbelsäulenchirurgie, Ostalb-Klinikum Aalen, Aalen, Deutschland

Dr. med. Jörg Schmidt Institut für Rehabilitationsforschung und Personenschaden-Management (IRP), Medizinische Hochschule Brandenburg Theodor Fontane, Berlin, Deutschland

Dr. med. Andreas Wilke Kardiologische Praxis Papenburg, Papenburg, Deutschland

Teil I

Allgemeiner Teil

Einleitung

Jörg Schmidt

Inhaltsverzeichnis

▶ In der Einleitung wollen wir die Frage erörtern, was ein Gutachten eigentlich ist
   bzw. wer ein Gutachten braucht. Das hört sich zunächst recht banal an, ist aber
   für das Verständnis sehr wichtig. Weiterhin möchten wir aufzeigen, was für Dich
   als Einsteiger der Grund sein sollte, überhaupt Gutachten zu machen.

1.1   Was ist eigentlich ein Gutachten?

Der Gutachter hat die Aufgabe, einen meist streitigen Sachverhalt anhand von Erfahrungssätzen zu beurteilen. Im Sozialrecht hat „der Gutachter die Aufgabe, auf allen Ebenen die Ansprüche des Einzelnen an die Solidargemeinschaft oder den Staat medizinisch abzuklären." (Hausotter 2000, S.)

J. Schmidt (✉)
Institut für Rehabilitationsforschung und Personenschaden-Management (IRP), Medizinische
Hochschule Brandenburg Theodor Fontane, Berlin, Deutschland
e-mail: dr.med.joerg.schmidt@reha-assist.com

So hat es Wolfgang Hausotter, ein sehr erfahrener Gutachter versucht, auf den Punkt zu bringen. Er will Dir damit sagen, dass ein ärztliches Gutachten die Grundlage einer rechtlichen Entscheidung ist. Es muss Dir also klar sein, dass Du Dich ab jetzt von Deiner rein medizinischen Denkweise verabschieden und versuchen musst, juristische Grundlagen mit Deinen medizinischen Kenntnissen zu hinterlegen. Du wirst als Gutachter immer dann von den verschiedenen Auftraggebern zu Rate gezogen, wenn diese einen medizinischen Sachverhalt so dargestellt haben müssen, dass sie eine entsprechende juristische oder verwaltungstechnische Entscheidung finden können. Das ist auch der Grund, warum die Auftraggeber sowohl Verwaltungen, Gerichte, Versicherungen oder Träger von Sozialleistungen sein können. Diese haben keine medizinische Expertise, deshalb brauchen sie uns Ärzte als Gutachter, allerdings so, dass sie unsere Beurteilungen in ihre Entscheidungen einbeziehen können.

Gehe einfach davon aus, dass die Auftraggeber unsere medizinische Ausdrucksweise nicht kennen. Du musst Dich also bemühen, Dein Gutachten so in deutscher Sprache abzufassen, dass diese es auch lesen und verstehen können. Dieser Personenkreis ist auf Deine medizinische Expertise angewiesen und letztlich fällen diese auch aufgrund dessen, was Du in Deinem Gutachten einschätzt, ihre Entscheidungen.

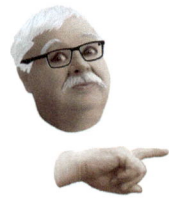

Rookie-Regel #2
Verfasse die Gutachten in einer allgemein verständlichen Sprache ohne viele Fachausdrücke!

Es ist Dir sicherlich klar, dass Dein Gutachten wissenschaftlich fundierte Schlussfolgerungen haben muss – Du musst es nach bestem Wissen und Gewissen erstellen und Du musst es objektiv, neutral und pointiert darstellen.

Ein paar juristische Grundsätze kann ich Dir nicht ersparen. Die solltest Du kennen, damit Du weißt, welche Grundeinstellung Deine Auftraggeber haben. Der Bundesgerichtshof (BGH) hat für den Gutachter eine Definition erstellt:

> „Der Arzt ist als Gutachter „Gehilfe" bzw. fachkundiger Berater des Gerichtes oder sonstiger Dritter. Seine Aufgabe besteht darin, medizinische Befunde zu erheben und diese unter Berücksichtigung der sonstigen ihm zugänglich gemachten Informationen auf der Basis medizinisch-wissenschaftlicher Erkenntnisse und ärztlichen Erfahrungswissens zu bewerten, um so dem hierfür allein zuständigen Auftraggeber eine Entscheidung der rechtlich erheblichen Fragen zu ermöglichen."

Das ist also in juristischem Deutsch das Wesen eines Gutachtens und vor allem die Aufgabe von Dir als Gutachter.

Die medizinischen Fachgesellschaften (AWMF) haben eine allgemeine Grundlage der medizinischen Begutachtung erstellt und darin alle wesentlichen Fakten erläutert. Diese Leitlinie ist tatsächlich mal eine Wochenendlektüre, wenn Du beginnst, Gutachten zu machen. Die Kernaussagen dafür habe ich Dir zusammengestellt.

Die Pflichten des Gutachters
- Unparteilichkeit und Unabhängigkeit,
- Eigenverantwortlichkeit,
- Kompetenz,
- Beachtung der Rechtsgrundlagen,
- vollständige Erfassung der Sachverhalte,
- Vermeidung von Interaktionsfehlern,
- Klarheit und gutachterliche Relevanz der Darstellungen und Aussagen,
- Beschränkung auf die vom Auftraggeber gestellten Fragen,
- termingerechte Erstellung,
- Beachtung der Schweigepflicht,
- Beachtung der Rechte des zu Begutachtenden,
- Aufbewahrungsfristen.

Die wesentlichen Pflichten will ich noch kurz erläutern:

Die Eigenverantwortlichkeit ist bei Dir als Gutachtenanfänger natürlich so eine Sache. Du hast in der Regel noch keine Facharztausbildung, Du darfst nicht eigenverantwortlich operieren. Dieser Eigenverantwortlichkeit ist das Gutachten gleichgestellt. Du hast das Gutachten von Deinem Chef bekommen. Das Bundessozialgericht hat sich klar geäußert: Der Beauftragte muss das Gutachten auch selbst erstellen. Er darf sich jedoch fachkundige Hilfestellung zur Erstellung des Gutachtens heranziehen. Diese Hilfestellung bist Du. Du darfst den Begutachtungsgang und die Gutachtenbearbeitung vorbereiten. Der beauftragte Arzt Deiner Klinik, also in der Regel Dein Chef, muss allerdings alle wesentlichen Schritte der Begutachtung selbst erfüllen, d. h. er muss den Patienten sehen, muss Deine Untersuchungen kontrollieren, also muss er auch selbst Hand an den zu Begutachtenden legen und anschließend die Einschätzung bzw. die Fragebeantwortung mit Dir gemeinsam erörtern und diese kontrollieren. Wenn Du eine entsprechende Expertise in der Begutachtung hast, z. B. aufgrund Deiner Facharztprüfung eine gewisse Anzahl an Gutachten nachweisen kannst, darfst Du diese Gutachten dann auch allein unterschreiben, wenn Du beauftragst wurdest. Solange dies nicht der Fall ist, muss der beauftragte Arzt, Dein Chef also, das Gutachten nach persönlicher Inaugenscheinnahme und Entscheidungsfindung mitunterschreiben. Er bleibt auch der Hauptverantwortliche. Dieses Vorgehen ist nebenbei auch ein wesentlicher Bestandteil der Ausbildungspflicht Deines Ausbilders im Rahmen der Weiterbildung.

Der zweite wesentliche Punkt in diesen Pflichten, auf die ich Dich aufmerksam machen will, ist, dass Du Dich auf die vom Auftraggeber gestellten Fragen beschränkst. Allzu oft sehen wir in den Gutachten etwas, wo wir denken: „Hier muss man diesem Menschen doch helfen dürfen." Du hast die Versuchung und vor allem das Bedürfnis, Therapievorschläge, Vorschläge für Revisionseingriffe oder Umstellung der Behandlung zu machen. Medizinisch ist das absolut in Ordnung und nachvollziehbar, gutachterlich ist es strengstens untersagt. Es darf auch auf keinen Fall eine Wertung des medizinischen Verlaufes von Dir vorgenommen werden, es sei denn, Du bist z. B. von der Schlichtungsstelle dazu aufgefordert.

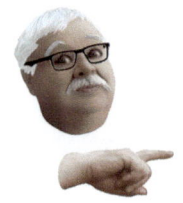

Rookie-Regel #3
Halte Dich strikt an den Fragenkatalog und beantworte ausschließlich diese Fragen und unterdrücke Dein Bedürfnis, andere Ausführungen oder Stellungnahmen in Deinem Gutachten zu verankern.

Nicht nur der Gutachter hat Pflichten, sondern natürlich auch der Auftraggeber. Auch diese sind in der Leitlinie „Allgemeine Gutachtenerstellung" diskutiert.

Die Pflichten des Auftraggebers
- Namentliche Benennung des Gutachters,
- Benennung des Rechtsgebiets, für das ein Gutachten in Auftrag gegeben wird,
- genaue Aufgaben- und Fragestellung, abgestellt auf das jeweilige Fachgebiet,
- Informationen über erforderliche weitere Untersuchungen oder Gutachten,
- Anknüpfungstatsachen, einschließlich (falls erforderlich) Informationen zu den Arbeitsplatzverhältnissen,
- Übergabe der erforderlichen ärztlichen Behandlungsunterlagen.

Zu den Vorgaben des Auftraggebers gehört auch, Dir die Anknüpfungstatsachen mitzuteilen. Hast Du diesen Ausdruck schon einmal gehört? Das ist Juristendeutsch. Das bedeutet nichts anderes, als dass der Auftraggeber Dir zu sagen hat: „Gehe davon aus, dass es sich um einen Unfall handelt." oder „Gehen Sie davon aus, dass ein Aufprall von hinten links mit 35 km/h vorliegt." Du siehst also, dass es sich hier um eine reine Ermittlungsarbeit handelt, die Dir als Arzt nicht zusteht. Das bedeutet, diese Anknüpfungstatsachen muss der Auftraggeber Dir zur Verfügung stellen. Anders weißt Du nicht, wie Du in das Gutachten einsteigen sollst. Über diesen Einstieg werden wir später noch ausführlich reden müssen.

Bei allen Überschneidungen mit dem Fach Jura will ich Dir aber noch Eines mit auf den Weg geben: Hüte Dich davor, in Deinem medizinischen Gutachten juristische Sachverhalte zu erklären. Du kannst bei einigen erfahrenen Gutachtern in deren Gutachten immer mal wieder lesen, dass sie juristische Sachverhalte in ihr Gutachten mit aufnehmen. Da werden dann Kausalitäten juristisch erklärt anstatt medizinisch aufgeklärt. Das ist

Glatteis! Lass es. Schuster, bleib bei Deinem Leisten! Auch hier gilt, dass Du ausschließlich das bearbeiten kannst, was Deinem Fachgebiet entspricht, Deinem medizinischen Fachgebiet!

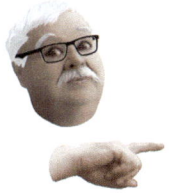

Rookie-Regel #4
Unterlasse Ausflüge in die Jurisprudenz!

Nach all dem, was wir hier jetzt besprochen haben, muss Dir eigentlich klar sein, dass ein Gutachten ein Dokument darstellt, das Du persönlich nach bestem Wissen und Gewissen erstellen musst.

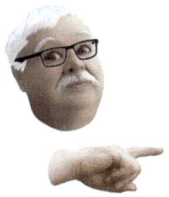

Rookie-Regel #5
Wirf vor dem ersten Gutachten einen Blick in die Leitlinie!

1.2   Wer will/braucht ein Gutachten?

Wie wir in Abschn. 1.1 schon besprochen haben, kommen die Aufträge für die Gutachten von den verschiedensten Auftraggebern. Ganz ausführlich wird das im Kap. 6 abgearbeitet. An dieser Stelle erst einmal ein grober Überblick:

1. **Gesetzliche Unfallversicherung**
   Anfangen wirst Du in der Regel mit den Rentengutachten der Berufsgenossenschaften (Deutsche Gesetzliche Unfallversicherung (DGUV)). Du tummelst Dich im Sozialrecht, aber das weißt Du ja aus der BG-Sprechstunde. Es ist im Prinzip das übersichtlichste Gutachten und als Vordruckgutachten ideal zum Lernen. Du hast bestimmt von Deinem ersten Ausbildungsjahr an das BG-Verfahren eingetrichtert bekommen, falls Du in dem Fachgebiet der Unfallchirurgie und Orthopädie zu Hause bist.
2. **Private Unfallversicherung**
   Die private Unfallversicherung (PUV) ist im Prinzip die nächste Stufe Deiner Ausbildung. Du musst hier davon ausgehen, dass wir einen Wechsel im Rechtsgebiet hin zum Zivilrecht haben; es sind also andere Einschätzungsrichtlinien zu beachten. Wir sprechen nicht mehr von MdE, sondern von Invalidität und haben auch eine andere Kausalitätslehre. Auch das wird später noch ausführlich dargestellt werden.

3. **Haftpflicht**

Erst jetzt kommt in der Regel die hohe Schule, nämlich die Haftpflichtversicherung. Auch diese entspringt dem Zivilrecht. Hier stößt Du wieder auf die „MdE", nur diesmal ist es die *konkrete* MdE, also etwas ganz anderes. Das besondere Augenmerk bei diesem Gutachten kann die Kausalität sein, d. h. welche Verletzungen hat der Anspruchsteller (so wird der zu Begutachtende im Haftpflichtrecht genannt) denn tatsächlich gegenüber dem Anspruchsgegner. Gehe einfach mal davon aus, dass es kaum eine Art von Gutachten gibt, die öfter vor Gericht landen als solche Haftpflichtgutachten. So etwas darf Dich nicht erschrecken. Hier geht es niemals um Dich als Person oder um Dich als Gutachter. Hier geht es immer nur um den schnöden Mammon, denn in der Regel sind die Anspruchsteller mit dem, was Du einschätzt, nicht zufrieden.

Also: Wenn Du Gutachten machst, wirst Du früher oder später mit dem gegnerischen Rechtsanwalt Kontakt haben – nimm es nicht persönlich! Der Rechtsanwalt will nicht Dich als Person infrage stellen, sondern die Beurteilung, die Du getroffen hast.

Die einzelnen Auftraggeber und Rechtsgebiete werden wir im Weiteren noch mit ihren Besonderheiten diskutieren. Hier an dieser Stelle wollen wir Dir nur zeigen, dass es notwendig ist, dass Du als Gutachter zumindest grundlegende Kenntnisse in den verschiedenen Rechtsgebieten hast und deren Besonderheiten kennst. Das ist auch der Grund, wieso man in der Regel in der oben aufgeführten Reihenfolge eine langsame, vorsichtige Einarbeitung in die Begutachtung hat und vor allem in der Regel zunächst Zustandsgutachten und erst später Gutachten zu Zusammenhangsfragen bekommt und bearbeiten darf.

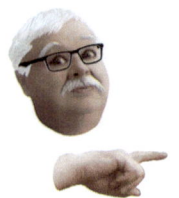

Rookie-Regel #6
Der erste Disput mit einem Rechtsanwalt kommt bestimmt!
Er meint aber niemals Dich als Person.

1.3   Warum soll ich ein Gutachten machen?

„Wie, ich soll jetzt auch noch Gutachten machen? Ich habe doch genügend Schreibkram zu erledigen und vor allem habe ich noch ganz viel zu kodieren!"

So etwas oder etwas ähnliches haben wir als Chefs immer wieder zu hören bekommen. Es ist auf den ersten Blick wirklich ernüchternd, wenn das erste Gutachten im Fach liegt und Dir die Chefsekretärin beim Rausgehen auch noch hinterherruft: „Ach, denken Sie daran, übermorgen muss das Gutachten beim Chef zur Unterschrift vorliegen!"

Deine entgleisten Gesichtszüge kann ich mir jetzt gerade lebhaft vorstellen. Es gibt aber wirklich gute Gründe, Gutachten zu machen. Die wichtigsten drei möchte ich Dir auch mit auf den Weg geben:

1. Das Erstellen von Gutachten steht in der Weiterbildungsordnung. Eine bestimmte Anzahl, je nach Fach und Ärztekammer sind dies bis zu 25, muss bis zur Facharztprüfung erledigt sein.
2. Gutachten bringen Geld zusätzlich zu Deinem Gehalt. Auch wenn ein Verwaltungsanteil abgeführt werden muss, kann man sich mit den Gutachten durchaus einen schönen Jahresurlaub finanzieren, ohne das eigentliche Gehalt zu strapazieren. Nebenbei: dies gilt auch für das neue Cabriolet.
3. Gutachten machen Spaß und man kann wirklich daraus lernen.

Dieser dritte Grund wird Dir erst nach einiger Zeit einleuchten. Wenn Du Dich in die Grundlagen eingearbeitet hast, macht es nämlich tatsächlich Spaß, sich in Krankheitsverläufe, operative Versorgungen und Nachbehandlungsverläufe von Patienten hineinzuarbeiten, die Du nicht gesehen hast. Du wirst hier lernen, dass auch andere Einrichtungen mit anderen therapeutischen Wegen und anderen Nachbehandlungen zu guten Ergebnissen kommen und Du somit einen doch unverstellten Blick auf andere Denkweisen erlangen kannst. Du bist somit der unabhängige Dritte, der aus den Akten und der Untersuchung seines Probanden (so nennen wir die Personen, die zu begutachten sind, ab jetzt) gute Resultate und Probleme nachvollziehen kannst. Dies ist ein Wissensschatz, der Dir auch in Deinem medizinischen Leben helfen wird, mit einem breiteren Wissen und breiterer praktischer Erfahrung die Behandlung Deiner Patienten zu verbessern.

Je länger Du in dem „Geschäft" der Begutachtung bist, umso mehr nimmst Du aus den Gutachten mit. Natürlich bekommst Du auch komplexere Fragestellungen, und all dies wird Dir in Deinem alltäglichen Leben und in Deiner Arbeit weiterhelfen.

Somit gibt es tatsächlich gute Gründe, Gutachten zu machen. Ich selbst habe schon Mitarbeiter in meiner Klinik erlebt, die nach dem fünfzehnten Gutachten (davon mindestens zehn mit persönlicher Rücksprache beim Chef, natürlich) gekommen sind und gesagt haben: „Chef, es fängt an, mir Spaß zu machen, gib mir mehr!" Das zeigt, dass bei allen guten Gründen, Gutachten zu erstellen, der Lerneffekt wirklich im Vordergrund steht. Daher an dieser Stelle nochmals der Hinweis auf die wichtigste Rookie-Regel überhaupt:

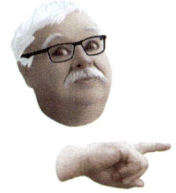

Rookie-Regel #1
Gutachten machen Spaß!

Literatur

AWMF online Allgemeine Grundlagen der medizinischen Begutachtung https://www.awmf.org/leitlinien/detail/ll/094-001.html

Bundessozialgericht Urteil vom 07.05.2019, B 2 U 25/17 R https://www.bsg.bund.de/SharedDocs/Entscheidungen/DE/2019/2019_05_07_B_02_U_25_17_R.html

DGUV Grundlagen der Begutachtung von Arbeitsunfällen -Erläuterungen für Sachverständige https://publikationen.dguv.de

W. Hausotter Aufgaben und Stellung des ärztlichen Gutachters Gesundheitswesen 2000; 62: 468–472

Der Auftrag

2

Michael Oberst

Inhaltsverzeichnis

▶   Wenn Du von einem Auftraggeber zur Gutachtenerstellung aufgefordert wirst, sind je nach Gutachtentyp die formalen Bedingungen unterschiedlich. Diese reichen von der einfachen Beantwortung nach Aktenlage über spezielle, vom Auftraggeber vorbereitete Gutachtenformulare bzw. Vordrucke. Die „Krönung" der Begutachtung ist die Durchführung eines freien Gutachtens mit Nachuntersuchung. Grundsätzlich müssen die entsprechenden Fragenkataloge der Auftraggeber natürlich beantwortet werden und gewisse Fristen sind einzuhalten. All das möchten wir Dir in diesem Kapitel näherbringen.

M. Oberst (✉)
Klinik für Orthopädie, Unfall- und Wirbelsäulenchirurgie, Ostalb-Klinikum Aalen, Aalen, Deutschland

© Der/die Autor(en), exklusiv lizenziert an Springer-Verlag GmbH, DE, ein Teil von Springer Nature 2023
M. Oberst, J. Schmidt (Hrsg.), *Medizinische Begutachtung für Einsteiger*,
https://doi.org/10.1007/978-3-662-66060-7_2

So. Jetzt ist es also soweit … der erste Gutachtenauftrag liegt in Deinem Fach. Was also tun? Als erstes gilt: Wer lesen kann, ist klar im Vorteil!

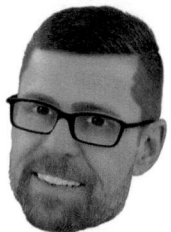
Rookie-Regel #7
Wer lesen kann, ist klar im Vorteil.

Es ist wichtig, dass Du Dir 5 min Zeit nimmst und ganz in Ruhe das Anschreiben des Auftraggebers durchliest. Jede Minute, die Du hier investierst, macht sich später doppelt und dreifach bezahlt! Nichts ist schlimmer, als während oder – im schlimmsten Fall – nach einem Gutachten festzustellen, dass man die ganze Arbeit unter den falschen Ausgangsvoraussetzungen gemacht hat. Es gilt also schon zu Beginn des Gutachtens die folgenden W-Fragen zu stellen:

Wer ist der Auftraggeber?
Welches Rechtsgebiet liegt dem Gutachten zugrunde?
Was will der Auftraggeber wissen?

Erst wenn diese 3 Fragen beantwortet sind, darfst Du mit dem Gutachten loslegen. Im Kap. 6 zeigen wir Dir, welche verschiedenen Rechtsgebiete bzw. Auftraggeber es gibt und was das für die Gutachter-Tätigkeit bedeutet. Zunächst wollen wir aber eine Nummer kleiner anfangen und uns zuerst einmal den formalen Formen der Gutachten widmen. Wir unterscheiden zunächst einmal 3 verschiedene Typen:
Zum einen die **Stellungnahme nach Aktenlage**, des Weiteren das **Formulargutachten** mit oder ohne Untersuchung sowie das sogenannte „**freie Gutachten**" mit Nachuntersuchung.

2.1   Gutachten nach Aktenlage

Nach Aktenlage bedeutet, dass der Proband nicht nachuntersucht wird. Der Auftraggeber möchte, dass das Gutachten einzig und allein anhand der bereits vorliegenden Aufzeichnungen (Krankenakten, Arztbriefe, Röntgenbilder etc.) gemacht wird. Aber Vorsicht, auch bei einer vermeintlich „einfachen" Stellungnahme nach Aktenlage müssen selbstverständlich die Grundregeln der Begutachtung eingehalten werden! Diese gesamten Besonderheiten der Gutachtenvorbereitung werden in Kap. 3 abgearbeitet. Aber bleiben wir zunächst bei unserem Gutachten nach Aktenlage: Der Auftraggeber hat Fragen formuliert und möchte, dass Du ihm diese Fragen anhand der vorliegenden Unterlagen beantwortest.

Hierbei ist es vollkommen unerheblich, ob Du den Probanden je zuvor im Leben gesehen hast oder nicht oder ob Du in die Behandlung des Probanden mit einbezogen warst. Es gilt lediglich die Aktenlage aufzuarbeiten. Hierbei gilt – wie auch sonst immer bei der Begutachtung – die eiserne Regel, dass der Gutachter immer nur die Fragen beantwortet, die im Auftrag gestellt werden (siehe Rookie-Regel #3 in Kap. 1)

2.2   Formulargutachten

Die nächste Art der Gutachten sind die **Formulargutachten mit bzw. ohne Nachuntersuchung**. Diese Typen von Gutachten findest Du vor allem im Bereich der Gesetzlichen Unfallversicherung. Auch hierbei gibt der Auftraggeber einen ganz klar formulierten Katalog vor, der Schritt für Schritt abzuarbeiten ist. Selbiges kann mit oder auch ohne Nachuntersuchung des betroffenen Probanden erfolgen. Wichtig ist die klar vorgegebene Struktur, die der Auftraggeber mit seinem Gutachtenauftrag definiert hat. Hiervon darf nicht abgewichen werden. Sowohl das Gutachten nach Aktenlage als auch das Formulargutachten sind somit seitens der Vorgaben relativ „einfach". Du musst einfach jeden Punkt einzeln abarbeiten. Somit ist gewährleistet, dass Du am Ende nichts vergisst und das Gutachten komplett im Sinne des Auftraggebers abgearbeitet wird.

2.3   Freies Gutachten

Die „Krönung" der Gutachtertätigkeit bzw. der Gutachtertypen ist das **freie Gutachten mit Nachuntersuchung**. Hierbei ist klar, dass der Proband von Dir untersucht werden muss und Du anhand des dort erhobenen Befundes anschließend eine Stellungnahme abgeben sollst. Selbstverständlich müssen auch in diesem Gutachten die Gutachtenfragen beantwortet werden – in welchem Rahmen und in welcher Gliederung selbiges erfolgt, bleibt Dir allerdings weitgehend selbst überlassen. Natürlich kann auch das „freie" Gutachten nicht vogelwild quer zusammengeschrieben werden. Auch hier gelten gewisse Regeln, die wir Dir selbstverständlich im weiteren Verlauf dieses Buches noch erklären werden (Abschn. 4.2). Für den Moment gilt einfach nur: Das freie Gutachten ist sozusagen die „Kür" der Gutachtenerstellung, bei der der Gutachter die meisten Möglichkeiten hat, seine eigene persönliche „Note" im Gutachten einzubringen. Selbstverständlich müssen aber die Fragen des Gutachtens alle korrekt und vollumfänglich beantwortet werden.

2.4   Fragenkatalog

In jedem Gutachten werden Dir als Gutachter Fragen gestellt. Insofern ist es natürlich nicht verwunderlich, dass je nach Auftraggeber bzw. nach Gutachtenform die Fragen nicht immer gleich sind. Es ist daher elementar wichtig, dass Du Dir gleich zu Beginn des Gut-

achtens genaue Gedanken darüber machst, wer Dir die Fragen stellt und wie dieser Fragenkatalog ganz konkret aussieht (siehe Rookie-Regel #3 in Kap. 1). Je nachdem, wer
Dein Auftraggeber ist, ist der Fragenkatalog nämlich unterschiedlich. Auch die
Nomenklatur und die Bezeichnungen sind unterschiedlich. Das geht sogar so weit, dass
zwei vollkommen gleiche Begriffe (z. B. „Minderung der Erwerbsfähigkeit") in zwei verschiedenen Rechtsgebieten vollkommen unterschiedliche Bedeutung haben und deswegen
selbstverständlich auch entsprechend anders beantwortet werden müssen (siehe Kap. 6).
Es ist elementar wichtig, dass Du Dir diese Unterschiede bereits vor der konkreten Gut-
achtenarbeit bewusst machst, damit Du weißt, welche Fragen Dein Auftraggeber denn
beantwortet haben möchte und welche Begriffe und Ausdrücke somit zu verwenden sind.
Nichts ist peinlicher als ein Gutachter, der die Nomenklatur der verschiedenen Rechtsgebiete bzw. der verschiedenen Fragenkataloge durcheinanderbringt. Es ist also wichtig,
dass Du Dir beim Eingang des Gutachterauftrages den Fragenkatalog genau anschaust und
erkennst, in welchem Rechtsgebiet sich das vorliegende Gutachten abspielt. Auch hier gilt
die goldene Regel: Wer lesen kann, ist klar im Vorteil.

2.5   Fristen

Genauso wie Du jeden Monat erwarten darfst, dass Dir das Gehalt von Deinem Kranken-
hausarbeitgeber pünktlich auf das Konto überwiesen wird, darf auch ein Gutachtenauftraggeber erwarten, dass das Gutachten pünktlich und zeitgerecht erstellt wird. Es ist nie-
manden gedient, einen Gutachtenauftrag zunächst monatelang im Fach verstauben zu
lassen, um sich dann, nach der dritten Mahnung, mit Frust, Stress und Druck an die Gutachtenerstellung zu machen. Hier gilt – nein, es ist keine Rookie Regel – das gute alte
deutsche Sprichwort: „Was Du heute kannst besorgen, das verschiebe nicht auf morgen"!
Sieh also zu, dass Du den Gutachtenauftrag so schnell wie möglich erledigst. Es ist einfach ein gutes Gefühl, wenn das Fach leer ist. Du machst hierdurch nicht nur bei den
Auftraggebern, sondern auch bei Chef, Oberärzten und im Sekretariat einfach einen guten
Eindruck. Ganz abgesehen davon existieren tatsächlich vertragliche Regelungen für bestimmte Gutachten bzw. Gutachtenfristen. Erstaunt? Tatsächlich, im Bereich der Gesetzlichen Unfallversicherung gilt eine verbriefte Zeit von lediglich 3 Wochen! Dies gilt für die
klassischen Formularuntersuchungsgutachten des 1. und 2. Rentengutachtens. Aber keine
Sorge (und das was jetzt folgt, ist natürlich außerhalb jeglichen Protokolls:) auch die Gutachtenauftraggeber wissen um die Realität an deutschen Krankenhäusern Bescheid. Natürlich ist es in vielen Fällen de facto unmöglich, ein Rentengutachten innerhalb von
3 Wochen zu erstellen. Diesbezüglich darfst Du tatsächlich auf den „Good Will" bzw. den
gesunden Menschenverstand auch der Auftraggeber hoffen. Auch bei Gerichtsgutachten
wird in der Regel ein konkretes Datum der Erstellung vom Auftraggeber (vom Gericht)
vorgegeben, auch hier gibt es natürlich „Verhandlungsspielraum" mit dem Auftraggeber.
Nichtsdestotrotz gilt als Rookie-Regel #8 auf jeden Fall: Nur ein zeitgerecht und unver-
züglich erledigtes Gutachten ist ein gutes Gutachten.

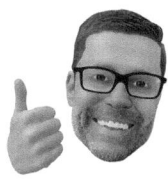

Rookie-Regel #8
Nur ein pünktlich erstelltes Gutachten ist ein gutes Gutachten

Noch ein Tipp in Sachen Pünktlichkeit: Insbesondere bei Nachuntersuchungsgutachten ist es essenziell, dass Du Dein Gutachten bzw. den klinischen Befund, den Du im Rahmen der gutachterlichen Untersuchung festgestellt hast, so rasch wie möglich zu Papier bringst. Je nach Deiner Vorliebe kann der klinisch erhobene Befund eventuell sogar gleich im Rahmen des Gutachtens diktiert werden. Wenn Du hingegen einen Probanden untersucht hast und Dir hierbei Deine Notizen über den klinischen Befund auf ein Blatt Papier gemacht hast, wird es Dir schon 2 Tage später extrem schwerfallen, Dich noch exakt an den untersuchten Probanden zu erinnern. Unter diesen Voraussetzungen dann (nach einer, zwei oder drei Wochen) einen Gutachtenbefund zu schreiben, wenn die Erinnerung an den untersuchten Probanden längst zu dunstigen Nebelschwaden verzogen ist, ist de facto unmöglich. Sieh also zu, dass Du den klinischen Untersuchungsbefund eines Gutachtens niemals später als maximal 24 h nach der gutachterlichen Untersuchung diktierst bzw. zu Papier bringst.

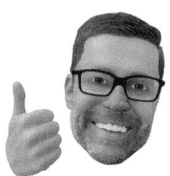

Rookie-Regel #9
Den klinischen Untersuchungsbefund so schnell wie möglich festhalten und innerhalb maximal 24 h zu Papier bringen.

Literatur

Erläuterungen für Sachverständige. Deutsche Gesetzliche Unfallversicherung. 2021. https://publikationen.dguv.de/praevention/arbeitsmedizin/3057/grundlagen-der-begutachtung-von-arbeitsunfaellenerlaeuterungen-fuer-sachverstaendige (Letzter Zugriff 7.8.2023)
Allgemeine Unfallversicherungsbedingungen (AUB 2020), Gesamtverband der Deutschen Versicherungswirtschaft. https://www.gdv.de/resource/blob/6252/a0b6aef8832c8ed756a3b26865728d59/01-allgemeine-unfallversicherungsbedingungenaub-2014%2D%2Ddata.pdf (letzter Zugriff 8.8.23)

Gutachtenvorbereitung

3

Jörg Schmidt

Inhaltsverzeichnis

▶ In diesem Kapitel möchten wir Dir zeigen, was alles notwendig ist, sobald Du einen Gutachtenauftrag angenommen hast. Bevor Du konkret ein Gutachten „abarbeitest", bedarf es der Vorbereitung. Dies beinhaltet Dein gutachterliches „Handwerkszeug" ebenso, wie das genaue Studium der Akten, um bereits im Vorfeld eventuelle Unklarheiten zu entdecken, die noch vor Beginn des Gutachtens mit dem Auftraggeber geklärt werden müssen. Erst dann erfolgt die Einbestellung des Probanden zur gutachterlichen Untersuchung.

J. Schmidt (✉)
Institut für Rehabilitationsforschung und Personenschaden-Management (IRP), Medizinische Hochschule Brandenburg Theodor Fontane, Berlin, Deutschland
e-mail: dr.med.joerg.schmidt@reha-assist.com

3.1   Grundausstattung

Gleichgültig in welchem klinischen Fach Du arbeitest, steht neben einer strukturierten Anamnese natürlich die körperliche Untersuchung im Vordergrund. Dieses Erheben von Befunden, die in Deinem Fach klinisch relevant sind, ist einer der Kernpunkte eines Gutachtens. Ohne eine saubere und überprüfbare klinische Befundung kannst Du natürlich keine Einschätzung von Funktionseinbußen vornehmen bzw. Entscheidungen über Unfallkausalitäten treffen. Die möglichst exakte Erfassung von Umfängen, Winkelmaßen aber auch eine zumindest überblickende neurologische Grunduntersuchung gehören dazu.

Auch als Gutachter brauchst Du Instrumente. Wir haben in Tab. 3.1 die Instrumente zusammengefasst, die zu einer Grundausstattung auf jeden Fall gehören.

Du wunderst Dich sicherlich, dass eine Skala zur Bilddokumentation zu dieser Grundausstattung gehört. Die Fotodokumentation ist ein wichtiger Teil bei der Gutachtenerstellung. Dieser haben wir sogar ein Extrakapitel gewidmet und wir werden darauf im weiteren Verlauf noch eingehen.

Natürlich muss dieses Grundinstrumentarium durch fachspezifische Werkzeuge ergänzt werden. Ein HNO-Arzt wird auf jeden Fall ein Otoskop und ein Nasenspekulum brauchen, der Augenarzt das Ophthalmoskop. Solche fachspezifischen Instrumentarien musst Du bei der Begutachtung Deines Probanden zur Hand haben.

Zur Untersuchung der oberen Extremität hat sich auch noch ein Handdynamometer zur Prüfung der Handkraft im Seitenvergleich bewährt.

Die Liste der fachspezifischen Werkzeuge ist je nach Fach zu erweitern. Die Besonderheiten einzelner Fachdisziplinen haben wir in einem weiteren Kapitel noch bearbeitet. Hier wirst Du weitere Anregungen finden.

Für Dich als Anfänger ist es wichtig und notwendig, dass Du Dir vor dem Beginn Deiner gutachterlichen Tätigkeit diese Handwerkzeuge besorgst. Es ist nichts peinlicher, als dass Du während der Begutachtung aufstehen und Deine Handwerkzeuge zusammensuchen musst.

Es hat sich bewährt, diese Instrumente in einer Mappe oder Ähnlichem aufzubewahren. Damit hast Du alles, was Du brauchst, immer zusammen, auch wenn Du Deine Gutachten in verschiedenen Räumlichkeiten durchzuführen hast. In Abb. 3.1 siehst Du ein Beispiel einer Gutachtermappe für Einsteiger

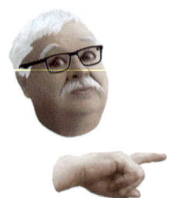

Rookie-Regel #10
Vor dem Beginn der Begutachtung hat man alle notwendigen Werkzeuge beisammen!

Tab. 3.1 Grundausstattung für den Gutachter. (Mit Genehmigung AFH-Webshop)

Goniometer groß	
Goniometer klein	
Fingerkuppen-Hohlhand Abstandsmesser	

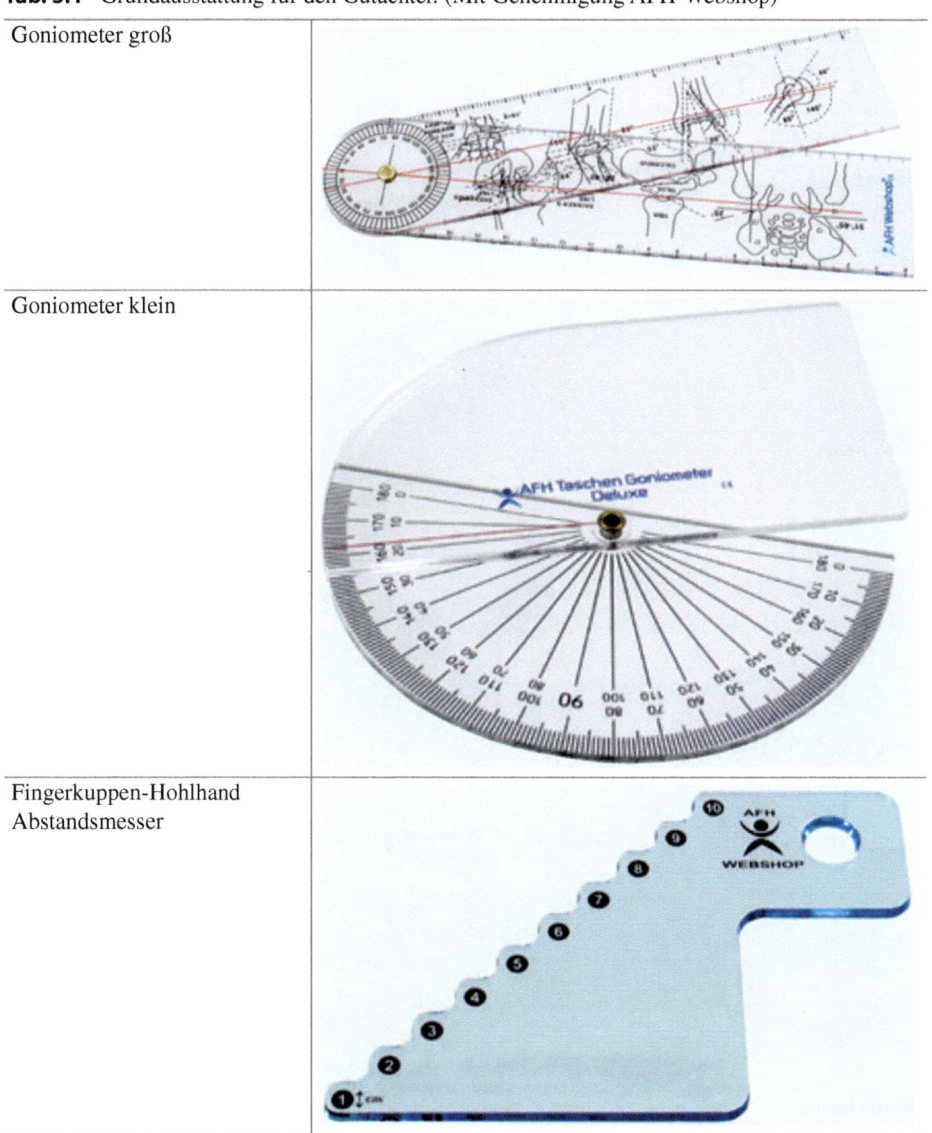

(Fortsetzung)

Tab. 3.1 (Fortsetzung)

Maßband	
VAS Skala[*]	
Zweipunkt Diskriminator	
Reflexhammer	

Tab. 3.1 (Fortsetzung)

Monofilament Thermotester	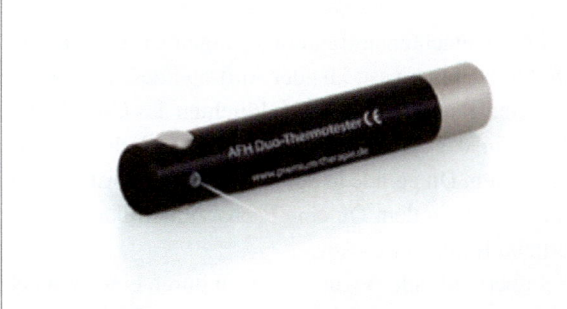
Scala für Bilddokumentation	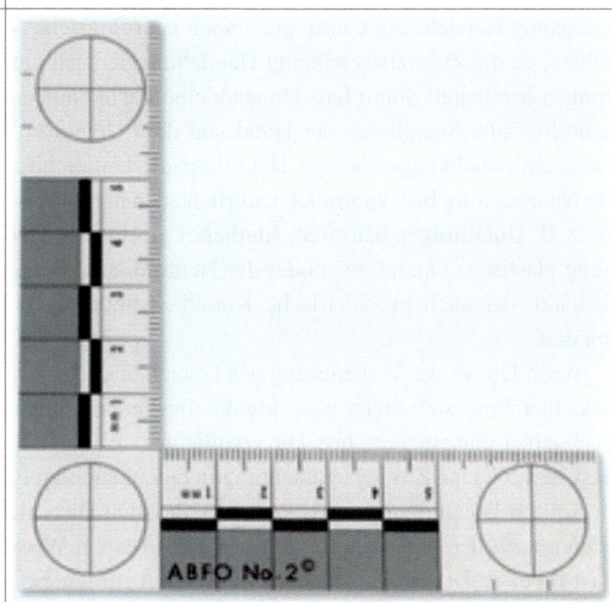

* Visuelle Analogscala zur subjektiven Bestimmung der Schmerzintensität

Abb. 3.1 Gutachter-Mappe. (Mit Genehmigung AFH-Webshop)

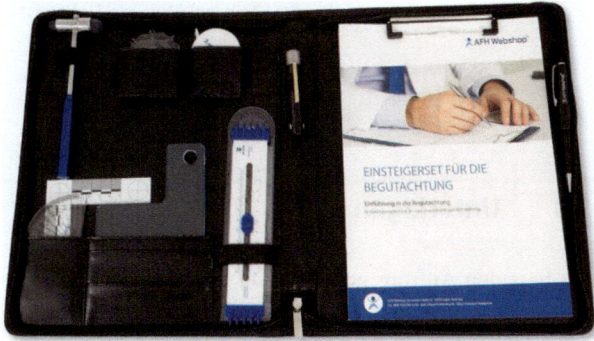

3.2   Kann ich das?

Sobald der Gutachtenauftrag eingegangen ist, beginnt die Vorbereitung. Die erste Frage, die Du Dir stellen musst: „Ist der Auftrag überhaupt bei mir richtig?"

Im ersten Kapitel habe ich die Pflichten des Gutachters aufgezählt. Dabei wird Dir aufgefallen sein, dass Du nur die Gutachten bearbeiten darfst, die sich auf das Fachgebiet beziehen, in dem Du gerade in der Weiterbildung bist bzw., wenn Du Gutachten schon allein erstellen darfst, in dem Du eine Facharztqualifikation hast. Das weist Deine formale gutachterliche Kompetenz nach.

Fachübergreifende Begutachtungen durch einen Gutachter sind nicht bzw. nur in Ausnahmefällen möglich. So kannst Du, wenn Du in einem operativen Fach die Zusatzbezeichnung Handchirurgie hast, auch noch neurologische Ausfälle an der Hand mit begutachten, da die Zusatzbezeichnung Handchirurgie auch die Versorgung von Nervenverletzungen beinhaltet. Somit hast Du auch eine Fachkompetenz für Nervenverletzungen und neurologische Ausfälle an der Hand und dem Unterarm. Ähnliches gilt, wenn Du zwei Facharztbezeichnungen hast, z. B. Orthopädie/Unfallchirurgie und Neurochirurgie. Wenn Du Neurochirurg bist, kannst Du natürlich auch neurologische Ausfälle begutachten, wenn sie z. B. Unfallfolgen betreffen. Ähnliches gilt für den HNO-Arzt mit der Zusatzbezeichnung plastische Operationen oder der Neurologen mit dem sogenannten großen Nervenfacharzt, der auch psychiatrische Krankheitsbilder in seiner Begutachtung mit bewerten darf.

Wenn Du bei der Vorbereitung des Gutachtens schon anhand der Aktenlage feststellst, dass hier Fragestellungen bzw. krankhafte Veränderungen vorliegen, die nicht Deinem Fachgebiet entsprechen, bist Du verpflichtet, mit dem Auftraggeber direkt abzuklären, dass bzw. ob eine Zusatzbegutachtung in einem anderen Fach notwendig ist.

Solltest Du zu dem Schluss kommen, dass Du Dich nicht in der Lage fühlst, das Gutachten nach den gängigen Regeln und nach bestem Wissen und Gewissen zu erledigen, hast Du es an Deinen Vorgesetzten bzw. den Auftraggeber zurückzugeben.

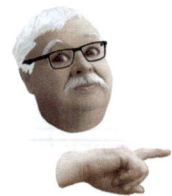

Rookie-Regel #11
Vor dem Beginn der Begutachtung klärt man, ob man das Gutachten auch kann
(Schuster bleib bei Deinem Leisten)!

3.3   Unterlagen

Du hast den Auftrag gesehen, Du hast in die Unterlagen hineingeblickt, Du kennst das Krankheits- oder Verletzungsbild und Du sagst: „Ich fange an!"

Im nächsten Schritt musst Du Dich vergewissern, ob die Akte so vollständig ist, dass Du die Ursache der Erkrankung oder Verletzung und den wesentlichen klinischen Verlauf auch nachvollziehen kannst.

Absolut notwendig ist, und darauf musst Du auf jeden Fall achten, dass Du medizinische Befunde und Unterlagen hast, die in unmittelbarem zeitlichem Zusammenhang mit dem Auftreten der Erkrankung bzw. dem stattgehabten Unfall angefertigt wurden. Notfallberichte vom Unfalltag, die Bildgebung vom Unfalltag, auch die Aufnahmebefunde im Krankenhaus, OP-Berichte und Entlassungsberichte, die einen direkten Zusammenhang mit dem zur Diskussion stehenden Ereignis haben, musst Du haben. Nur mit diesen Unterlagen kannst Du herausarbeiten, welcher Unfall*erst*schaden entstanden ist und ob die jetzigen Beschwerden auch mit diesen Befunden zusammenpassen. Ohne diese Unterlagen bist Du sonst nämlich auf die Angaben des Probanden angewiesen, d. h. also auf Hörensagen. Und allein auf diesem Hörensagen darfst Du einen Unfallerstschaden niemals feststellen.

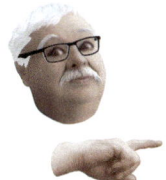

Rookie-Regel #12
Du brauchst IMMER die Unterlagen vom erstmaligen Auftreten der jetzt geklagten Beschwerden!

Nur wenn all diese Unterlagen vorhanden sind, kannst Du dann auch zur elementaren Frage der Kausalität (siehe Kap. 5) Stellung beziehen.

Du wirst oftmals auf Akten treffen, die sehr unübersichtlich sind und sehr, sehr viele Befunde und Dokumente enthalten. Ich mache es so, dass ich mir, bevor der Proband sich zur Begutachtung vorstellt, einen Aktenspiegel erstelle. Ein solcher Aktenspiegel ist eine chronologische Aufstellung des gesamten Behandlungsverlaufs, in dem ich mir die wesentlichen Aussagen des Dokumentes notiere (Tab. 3.2). Du hast damit einen sehr guten Überblick und wenn Du diesen Aktenspiegel bei der Begutachtung mit dabeihast, kannst Du auch die Aussagen des Probanden mit wenigen Blicken überprüfen. Der angenehme Nebeneffekt eines solchen Aktenspiegels ist, dass Du diesen dann auch als Vorgeschichte in das Gutachten übernehmen und Dir das Diktat einer separaten Vorgeschichte letztlich sparen kannst.

Tab. 3.2 Beispiel für einen Aktenspiegel

23.04.2016	Notfallbericht der Klinik XY: Als Diagnose wird dokumentiert: „Distorsion des Oberen Sprunggelenkes". Eine konservative Therapie wird eingeleitet.
30.04.2016	MRT-Befund der Radiologischen Gemeinschaftspraxis XY: In der Zusammenfassung werden aktuelle substanzielle Schäden ausgeschlossen. Eine „OD an der medialen Talusschulter" wird beschrieben.

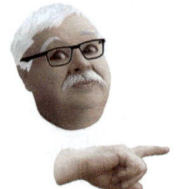

Rookie-Regel #13
Ein Aktenspiegel erleichtert die Übersicht über den Fall!

3.4 Was brauche ich noch?

Jetzt hast Du gesehen, dass Du das Gutachten machen kannst und hast die Unterlagen überprüft. Eventuell hast Du einen Aktenspiegel diktiert und siehst, dass in der Akte noch Lücken sind. Du kommst zu dem Schluss, dass Du noch weitere Unterlagen benötigst. Mit dieser Bitte wendest Du Dich an den Auftraggeber des Gutachtens. Dieser wird Dir die Unterlagen zur Verfügung stellen. Oftmals hat der Auftraggeber schon im Vorfeld mit dem Probanden vereinbart, dass dieser die noch fehlenden Unterlagen besorgt. Der Proband wird diese dann mit zur Begutachtung bringen. Damit hast Du aber keine Möglichkeit, diese vorher zu sehen, zu sichten und in die Vorbereitung Deiner Begutachtung mit einfließen zu lassen. Deshalb rate ich Dir, immer den Auftraggeber zu kontaktieren, dass der Dir die Unterlagen vor dem Begutachtungstermin zur Verfügung stellt.

Eines darfst Du auf keinen Fall machen, nämlich die Vorbehandler selbst anzurufen und von ihnen die gutachterlich notwendigen Unterlagen anzufordern. Du als Gutachter hast keine Schweigepflichtentbindungserklärung (SEE) von dem Probanden. Damit dürfen Dir andere Ärzte diese Unterlagen auch nicht aushändigen. Diese SEE hat der Auftraggeber. Somit ist auch nur er in der Lage, diese Unterlagen datenschutzrechtlich sauber anzufordern.

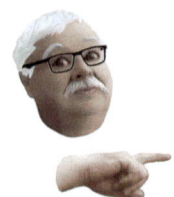

Rookie-Regel #14
Kontaktiere niemals selbst als Gutachter die vorbehandelnden Kollegen! Dies kann zu einem datenschutzrechtlichen Vergehen führen!

Das gleiche gilt natürlich nicht nur für die Befunde, sondern auch für die Bildgebung oder sonstige apparative Diagnostiken, die Du je nach Deinem Fachgebiet benötigst. Auch das muss der Auftraggeber, der vom Probanden von der Schweigepflicht entbunden wurde, für Dich erledigen (Das kann man nicht oft genug wiederholen!). Sollte der Auftraggeber Dich bitten, mit dem Probanden direkt selbst Kontakt aufzunehmen, muss dieser die Unterlagen besorgen und zum Gutachtentermin mitbringen. Dazu braucht er natürlich eine längere Zeit und der Auftraggeber muss die Verzögerung des Gutachtentermins einfach tolerieren. Der Auftraggeber hätte sich ja auch früher kümmern können. Das ist nicht Dein Problem.

Wir hatten bereits thematisiert, dass fachfremde Befunde eine Zusatzbegutachtung erforderlich machen können. Du musst in das Auftragsschreiben hineinschauen, ob der Auftraggeber Dir freie Hand gelassen hat. („Sollten Sie Zusatzgutachten benötigen, bitten wir Sie, diese selbstständig in Auftrag zu geben.") Wenn Du einen solchen Satz nicht findest, musst Du mit dem Auftraggeber in Kontakt treten und dieser muss die Zusatzbegutachtung natürlich auch organisieren und beauftragen. Guter Rat an dieser Stelle: Lieber einmal mehr Kontakt zum Auftraggeber aufnehmen und Rücksprache halten, als sich hinterher dem Vorwurf stellen zu müssen, seine gutachterlichen Kompetenzen überschritten zu haben.

Wenn Zusatzgutachten notwendig sind, empfiehlt es sich, an Deinem eigenen Gutachten am Ende einen Zusatz einzufügen: „Nach Eingang des vorgeschlagenen Zusatzgutachtens wird abschließend in einer Gesamteinschätzung Stellung bezogen." Was dies letztlich für Dich bedeutet, werden wir in einem anderen Kapitel noch besprechen.

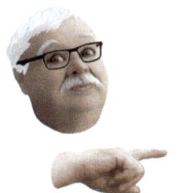

Rookie-Regel #15
Der Proband wird erst einbestellt, wenn alle Unterlagen beisammen sind!

3.5   Einbestellung

Die Einbestellung des Probanden muss grundsätzlich in schriftlicher Form erfolgen. Dazu benutzt Du Dein offizielles Briefformular oder, wenn der Auftrag an den Chef gegangen ist, dessen Briefformular. In der Regel ist ein solches Schreiben im Sekretariat vorbereitet.

Denke daran, dass auch der Proband einen gewissen zeitlichen Vorlauf braucht. Was alles zu erledigen ist, wenn man einen Tag frei braucht, muss ich Dir nicht sagen.

Aber auch Du musst vorbereitet und natürlich physisch anwesend sein. Schau in Deinen Dienstplan. Nicht, dass Du gerade frei hast oder Dienst abfeierst. Sage Deinen Vorgesetzten Bescheid, dass Du für diesen Tag ein Gutachten planst. Denn, und hier wiederhole ich mich sehr gerne, auch der Vorgesetzte muss ja da sein, um das Gutachten mit Dir gemeinsam abzuschließen. Idealerweise richten Kliniken sogenannte Gutachtentage ein, in denen immer eine Verfügbarkeit mit der höchstmöglichen Wahrscheinlichkeit gewährleistet ist. Denke aber auch daran, dass entsprechende Mitarbeiter in der Funktionsdiagnostik da sein müssen. Was nutzt Dir eine klinisch augenärztliche Untersuchung, wenn niemand da ist, der den Augeninnendruck messen kann oder wenn die Röntgenabteilung nur noch im Bereitschaftsdienst da ist und die vor Ort befindliche Röntgenassistentin die Spezialaufnahmen, die Du gerade brauchst, nicht anfertigen kann. Gleiches gilt für Labordiagnostik oder was auch immer Du in Deinem Fach an begleitenden Maßnahmen brauchst. Auch das muss organisiert sein.

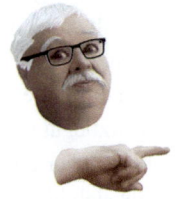

Rookie-Regel #16
Prüfe Deine Verfügbarkeit und die der notwendigen anderen Personen am Gutachtentermin!

Ein ganz wichtiger Punkt ist in diesem Zusammenhang eine entspannte Gutachtenatmosphäre in angemessenen Räumlichkeiten. Nicht nur der Proband sollte pünktlich sein, sondern natürlich auch der Gutachter! Es ist wichtig, dass nicht alle fünf Minuten jemand durch den Raum schreitet, hereinkommt und nach irgendetwas fragt. Das sind alles Störfaktoren, die eine Begutachtung schwierig machen und eine ruhige Atmosphäre verhindern.

Ein absolutes No-Go ist es, den Probanden unverrichteter Dinge nach Hause zu schicken und zum zweiten Mal einzubestellen. Dass er da verärgert ist, kannst Du Dir an den Fingern einer Hand abzählen.

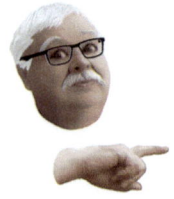

Rookie-Regel #17
Ein Gutachtentermin bedarf der Zuverlässigkeit!

Dein Proband will mit Sicherheit eine Terminbestätigung von Dir haben, um diese dem Arbeitgeber, Arbeitsamt oder sonstigen Institutionen vorlegen zu können. Bereite diese vor. Wenn Du sie unaufgefordert am Ende der Begutachtung Deinem Probanden gibst, zeugt das von Professionalität.

Literatur

AFH Webshop https://premium-therapie.de/ (mit Genehmigung für alle Abbildungen)

Das Gutachten

4

Jörg Schmidt und Michael Oberst

Inhaltsverzeichnis

▶ In Kap. 4 führen wir Dich Schritt für Schritt durch den wichtigsten klinischen Teil des Gutachtens: Die gutachterliche Untersuchung: Diese beinhaltet natürlich die klinische Untersuchung sowie, je nach Fall, eine ausgiebige bildgebende Diagnostik und/oder weitere Geräte- bzw. Labordiagnostik. Auch eine

J. Schmidt (✉)
Institut für Rehabilitationsforschung und Personenschaden-Management (IRP), Medizinische Hochschule Brandenburg Theodor Fontane, Berlin, Deutschland
e-mail: dr.med.joerg.schmidt@reha-assist.com

M. Oberst
Klinik für Orthopädie, Unfall- und Wirbelsäulenchirurgie, Ostalb-Klinikum Aalen, Aalen, Deutschland

Fotodokumentation kann unter Umständen hilfreich sein. Diese Untersuchungen bzw. Untersuchungsergebnisse sowie Deine klinischen Befunde müssen dann in einer allgemeinen Form und Gliederung zu Papier gebracht werden. Zwingend sind die standardisierten Gutachtenmessblätter, die wir aus den Formularen der Deutschen Gesetzlichen Unfallversicherung kennen.

4.1   Gutachterliche Befunderhebung

Jörg Schmidt

4.1.1   Klinische Untersuchung

Im Laufe der Jahre eignet sich jeder Arzt einen standardisierten Untersuchungsgang an. Dieser ist für ihn selbst der einfachste und bequemste, aber auch eine Sicherheit in der möglichst vollständigen Befunderhebung.

Dies gilt selbstverständlich und im besonderen Maße für die gutachterliche Untersuchung. Ein solcher standardisierter Untersuchungsgang geht Dir auch schnell von der Hand und Du sparst Zeit. Die relevanten Befunde wirst Du so auch mit Sicherheit finden und dokumentieren können. Das gilt vor allem dann, wenn Du Dir für den Untersuchungsgang schon im Vorfeld einen Dokumentationsbogen erstellst, der Dir als Gedankenstütze dient und natürlich weiter dann als Diktatvorlage. Rede mit Deinen Vorgesetzten. Diese haben sich mit Sicherheit im Laufe der Jahre einen solchen Dokumentationsbogen erstellt und können ihn Dir zur Verfügung stellen. Du wirst ihn mit Sicherheit modifizieren, aber Du hast erst einmal eine Idee davon, wie Deine gutachterliche Untersuchung strukturiert werden kann.

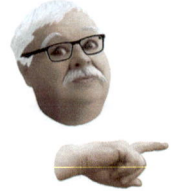

Rookie-Regel #18
Erstelle Dir einen Dokumentationsbogen für die gutachterliche Untersuchung. So vergisst Du nichts!

Für alle klinischen Fächer hat sich eine mehrstufige klinische Diagnostik bewährt. Im Fach Unfallchirurgie und Orthopädie beruht dies zum Beispiel auf einem arbeitsmedizinischen Check-Up. Diese „Mehrstufendiagnostik" von Muskel-Skelett-Erkrankungen in der arbeitsmedizinischen Praxis hat vier Ebenen, von einem allgemeinen Überblick hin auf die fokussierte Untersuchung der Erkrankungs- bzw. Unfallfolgen.

Ebene 1: Check-Up-Untersuchung

Hier werden im Überblick Hinweise auf die Einschränkungen mit einer recht hohen Sensitivität gefunden. Es werden nur auffällige Ergebnisse bewertet und von dort wirst Du in eine zweite Ebene der betroffenen Region hingeleitet.

Beispiel Es findet sich ein hinkendes Gangbild.

Ebene 2: Grunduntersuchung

Die vorgefundenen auffälligen Befunde werden hier weiter auf die betroffenen Regionen eingeschränkt und somit wirst Du auch in Deinen Untersuchungen weiter auf den Fokus der Beschwerden gelenkt.

Beispiel Es findet sich eine Funktionsstörung des rechten Kniegelenks.

Ebene 3: Spezielle organspezifische Untersuchung

Du hast jetzt die betroffene Region identifiziert. Nun kannst Du Dir nochmals gezielt die betroffenen Regionen ansehen und sie mit für Dein Fachgebiet spezifischen Tests untersuchen.

Beispiel Es findet sich eine vordere-innere (antero-mediale), (Cave, die Sprache des Gutachters ist Deutsch!) Instabilität des rechten Knies mit Druckschmerz am inneren (medialen) Gelenkspalt.

Ebene 4: Apparative Diagnostik

Die fachspezifische apparative Diagnostik wirst Du erst jetzt zum Schluss durchführen, wenn Du genau weißt, welche Diagnostik Du auch tatsächlich für Deine Entscheidungsfindung benötigst.

Beispiel Röntgenaufnahme rechtes Knie in 2 Ebenen und Kniescheibe (Patella) axial: Generalisierte Verschleißkrankheit des Kniegelenkes, Rosenberg-Aufnahme: aufgehobener innerer Gelenkspalt

Ein solcher stufenweiser Untersuchungsgang hat sich bewährt und kann eigentlich für alle klinischen Fächer in ihren fachspezifischen Notwendigkeiten angewendet werden. Es handelt sich also um einen prinzipiellen Aufbau eines gutachterlichen Untersuchungsgangs.

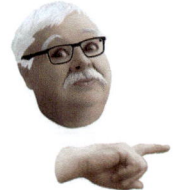

Rookie-Regel #19

Bei der körperlichen funktionellen Untersuchung gilt: „Immer wie immer!"
(siehe Abb. 4.1)

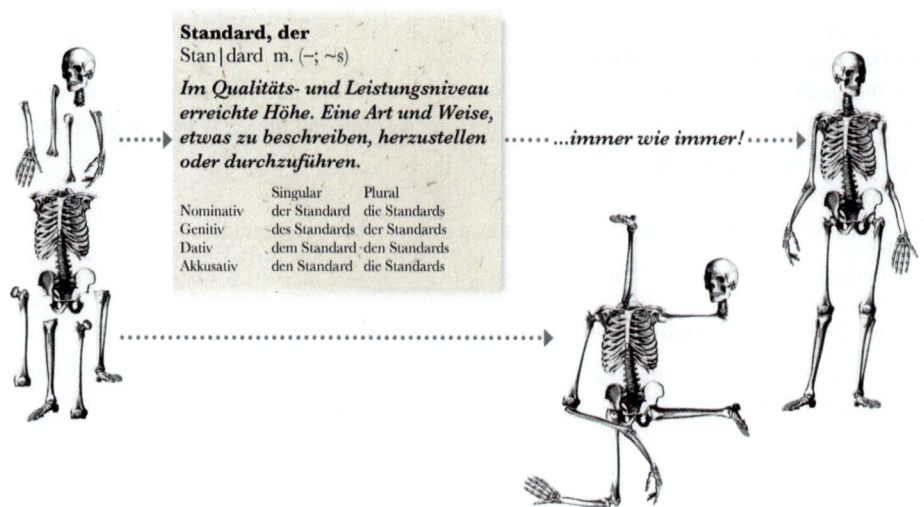

Standard, der
Stan|dard m. (–; ~s)

Im Qualitäts- und Leistungsniveau erreichte Höhe. Eine Art und Weise, etwas zu beschreiben, herzustellen oder durchzuführen.

	Singular	Plural
Nominativ	der Standard	die Standards
Genitiv	des Standards	der Standards
Dativ	dem Standard	den Standards
Akkusativ	den Standard	die Standards

...immer wie immer!

Abb. 4.1: Immer-wie-immer (Mit Genehmigung IRP) (Institut für Rehabilitationsforschung und Personenschaden-Management (IRP) www.irp-mhb.de)

Nachsatz: Die Gutachtensituation ist eine typische Zweiersituation. Ausnahmen bedürfen der Begründung, z. B. Minderjährigkeit des Probanden.

Dennoch bei allen gutachterlichen Untersuchungen kann nur dringend empfohlen werden, die körperliche Untersuchung niemals allein mit dem Probanden durchzuführen, wobei dieser ausdrücklich der Anwesenheit einer zweiten Person zustimmen muss. Sieh immer zu, dass eine zweite Person mit im Zimmer ist, die Dein Verhalten während der körperlichen Untersuchung auch bezeugen kann. Leider kommt es vor – und diese Fälle häufen sich zunehmend – dass sich ein Proband während der Untersuchung ungerecht oder anmaßend behandelt fühlt und entsprechende Vorwürfe formuliert. Einer solchen Anschuldigung kannst Du aus dem Wege gehen, indem Du einen Zeugen hast, der während der kompletten körperlichen Untersuchung anwesend ist.

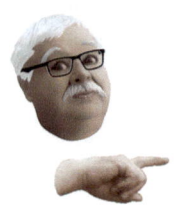

Eiserne Rookie-Regel #20

Sei bei der körperlichen Untersuchung eines Probanden nie alleine!

4.1.2 Fotodokumentation

„Ein Bild sagt mehr als 1000 Worte."

Mit anderen Worten, ein Foto ist immer aussagekräftiger und vor allem anschaulicher für einen medizinischen Laien als die ausführliche Niederlegung eines schriftlichen Befundes. Fotodokumentation im Gutachten hat sich bewährt. Natürlich bringst Du nur so viel Bilder ins Gutachten ein wie notwendig. Wir wollen keinen Bildband erstellen, sondern ein Gutachten. Du musst auch darauf achten, dass die Persönlichkeitsrechte Deines Probanden nicht verletzt werden. Also hole vorher die Einwilligung zur Fotodokumentation und bemühe Dich, so weit wie möglich die Gesichtszüge nicht abzubilden oder zu verpixeln.

Die Erstellung solcher Fotodokumentationen ist heutzutage kein Problem mehr. Jeder von Euch hat schließlich sein Smartphone in der Tasche. Aber Vorsicht: Apple, Google und Konsorten haben das Bild Deiner Handy-Kamera unter Umständen in wenigen Millisekunden auch auf der Cloud! Sorge also für Datensicherheit!

Jetzt komme ich wieder zurück auf Deine Grundausstattung: Wenn Du Narben oder sonstige Befunde beschreibst, leg die Messschablone an, die Du in Deiner Grundausstattung dabei hast (Abb. 4.2). Somit kannst Du die Größenverhältnisse bildlich darstellen, jeder kann sie nachvollziehen und keiner kann Deinen Befund anzweifeln.

Für die Fotodokumentation eignen sich vor allem:

- die Bewegungsausschläge von Gelenken, vor allem bei einer Diskrepanz zwischen Klagen und Messen,
- die Ausprägung der Weichteilveränderungen, wie z. B. Bearbeitungsspuren, Handbeschwielung, Narben, Pigmentierung, Geschwüre, Weichteilschwellungen,
- bei Gliedmaßenverlust Darstellung der Amputationshöhe und Konfiguration des Stumpfes,
- Fotodokumentation des Augenhintergrundes,
- Darstellung des Bissbildes,
- endoskopische Befunde.

Abb. 4.2 Maß-Schablone für Fotodokumentation. (Mit Genehmigung AFH-Webshop)$$$ (AFH Webshop https://premium-therapie.de)

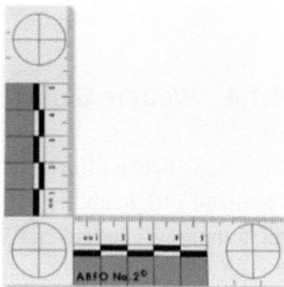

Auch das Einfügen von Röntgenaufnahmen, dies ist über einen Screenshot heute ebenfalls problemlos möglich, kann hilfreich sein. Zu empfehlen ist, die Unfallbilder und die letzten vor oder bei der Begutachtung durchgeführten Röntgenaufnahmen darzustellen, damit man sieht, was aus dem Unfallbefund jetzt auch radiologisch geworden ist. Selbstverständlich entbindet ein eingefügtes Röntgen- oder Sonografiebild den Gutachter nicht, eine ausführliche Befundbeschreibung und Befundinterpretation vorzunehmen bzw. im Gutachten zu verfassen. Diese Bilder können aber sehr hilfreich sein, die Beschreibung von Kalksalzgehalt, Achsabweichungen, Deformierungen etc. nachvollziehbar darzustellen.

4.1.3   Röntgenbildgebung

Denke bitte immer daran, dass eine Röntgenuntersuchung formal eine Körperverletzung darstellt, die einer rechtfertigenden Indikation bedarf. Aus dem Grund musst Du Deinen Probanden einer Strahlenschutzaufklärung unterziehen (Tipp: gängige, vorgefertigte Röntgenaufklärungsbögen) und Du musst Deine Röntgendiagnostik selbstverständlich auf das Notwendige einschränken.

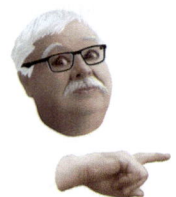

Rookie-Regel #21
Kein Röntgen ohne Aufklärung!

Die seitenvergleichende Röntgendiagnostik bei paarig angelegten Gelenken ist nach der neuen Strahlenschutzverordnung sehr kritisch zu betrachten. Dies kannst Du nur noch in ausgewählten Einzelfällen machen und unter ausführlicher Darlegung der Rechtfertigung.

Schaue Dir im Vorfeld immer an, welche Röntgendiagnostik vorliegt und ob diese nicht für Deine gutachterliche Bewertung ausreichend ist. Die meisten Patienten sind während ihrer Nachbehandlung so oft geröntgt worden, dass es für Dich als Gutachter allemal ausreichend ist.

4.1.4   Weitere Gerätediagnostik

In verschiedenen klinischen Fächern, wie Augenheilkunde, HNO oder Neurologie ist Gerätediagnostik unabdingbar. Auch aus Deinem Gutachten ist eine solche Befunderhebung nicht mehr wegzudenken. Wie in Kap. 3 schon dargelegt, musst Du aber am Gutachtentermin dafür sorgen, dass die Personen auch greifbar sind, die diese Gerätediagnostik bedienen können. Plane das also bei Deinem Gutachtentermin mit ein.

Es ist auch nicht zielführend, wenn Du Deinen Probanden eine Stunde früher einbestellst und ihn „schon mal vorab" zum EEG, Röntgen oder zur Augeninnendruckmessung schickst. Damit läufst Du Gefahr, dass Du das Maß der notwendigen technischen Untersuchungen überschreitest.

Genauso unangenehm ist es, wenn Du den Probanden nach der Untersuchung dann ein zweites Mal zur technischen Untersuchung schicken musst, weil Du nach der Gutachtenuntersuchung weitere Fragestellungen hast.

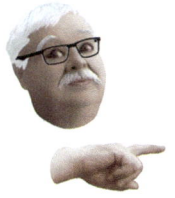

Rookie-Regel #22
Entscheidung zur technischen Untersuchung erst *nach* der körperlichen Untersuchung. Es gilt: „notwendig und sinnvoll!"

4.1.5   Labordiagnostik

Die Durchführung einer sinnvollen Diagnostik ist auch für die Labordiagnostik anzunehmen. Es macht keinen Sinn, bei der Suche nach besonderen Organveränderungen ein komplettes Labor durchzuführen. Auch hier ist der Grundsatz des Notwendigen und des Sinnvollen anzuwenden.

4.1.6   Histologische Untersuchung

Die Auswertung histologischer Befunde in der Begutachtung stellt ein großes Problem dar. Histologische Befunde sind Befunde, die Du weder selbst anfertigen, geschweige denn selbst beurteilen und befunden kannst. Du bist also immer auf den Pathologen angewiesen.

Allerdings sind die histologischen Befunde sehr wichtig, vor allem bei der Beantwortung von Zusammenhangsfragen. Es geht auch immer wieder um die Mitwirkung unfallfremder Krankheiten oder Gebrechen in der Privaten Unfallversicherung.

An dieser Stelle daher folgender Exkurs:

Gerade in den operativen Fächern wird durch die Zunahme von minimalinvasiven Eingriffen die Entnahme von histologischen Proben vernachlässigt. Auch denken manche Operateure nicht so weit, Gewebsproben zu entnehmen, da sie beim Operieren nicht an das Gutachten denken. Du bist aber jetzt ein Arzt, der die gutachterliche Sicht kennt und dies auch schon in Deinen klinischen Alltag mit einfließen lassen wirst. Denke daran, dass

Tab. 4.1 Klassifikation der Texturstörung nach Krenn

Grad 0 Normale Morphologie	Chondrozyten isomorph Regelhafte Zellularität Matrix eosinophil homogen angefärbt
Low-grade Texturstörung (Grad 1 und Grad 2)	
Grad 1 Geringe Texturstörung	Leichte Verringerung der Zellularität in kleinen Bereichen Inhomogen gefärbte Matrix Matrix mit fokalen, kleinstteiligen Fissuren
Grad 2 Mäßige Texturstörung	Mäßige Verringerung der Zellularität in großen Bereichen Chondrozyten in Form und Größe variabel Matrix mit mäßigen umschriebenen Fissuren
High-grade Texturstörung (Grad 3)	
Grad 3 Fortgeschrittene Texturstörung	Deutliche Verringerung der Zellularität Große zellfreie Areale Retikulär teils basophil gefärbte Matrix (mukoide Veränderung) Matrix mit Pseudozysten

Du bei allen Eingriffen, die im weiteren Verlauf gutachterlich spannend werden können, Gewebsproben einschickst. Bei „Rissen" von Sehnen ist es wichtig, Proben sowohl aus der „Rissstelle" als auch aus dem „gesunden" Gewebe zu entnehmen. Nur so kann der Pathologe feststellen, ob es sich um eine generelle Texturstörung handelt oder ob es sich tatsächlich um eine altersentsprechende Sehne handelt, die „gerissen" ist.

Tu dem nachfolgenden Gutachter also einen Gefallen, indem Du auf die Anforderung schreibst, dass der Pathologe diese Proben nach der *Klassifikation nach Krenn* einteilen soll. Diese Klassifikation habe ich Dir hier ausnahmsweise mit hineingelegt, da die Kriterien für die Texturstörungsgrade nach Krenn gutachterlich von hoher Relevanz sind, vom Pathologen aber eine besondere Beurteilung verlangen.

An diesem Beispiel sei Dir aber auch nochmals vor Augen geführt, dass Deine klinische Tätigkeit und Deine klinische alltägliche Arbeit durchaus von gutachterlicher Relevanz sind. Da Du jetzt zu einem erfahrenen Gutachter wirst, wirst Du auch daraus lernen und es in Deinen klinischen Alltag integrieren (Tab. 4.1).

4.2 Allgemeine Form

Michael Oberst

Genauso wenig wie Du Deine Steuererklärung nicht auf dem Bierdeckel machen kannst, kann auch ein Gutachten selbstverständlich nicht einfach so auf ein x-beliebiges Blatt Papier „geschmiert" werden. Es bedarf einer allgemeinen äußeren Form, die im Prinzip für alle Deine Gutachten immer gleich sein soll. Beginnen wir mit der ersten Seite, dem Deckblatt:

4.2.1   Deckblatt

Auf dem Deckblatt taucht natürlich in aller Regel der Briefkopf derjenigen Institution auf, an der das Gutachten erstellt wird. In der Regel also die Klinik an der Du arbeitest. Als Adressat wird natürlich der Auftraggeber aufgeführt. Im Betreff werden die entsprechende Gutachtennummer bzw. die entsprechenden Bezeichnungen des Auftraggebers sowie Name, Vorname und Geburtsdatum des zu begutachtenden Probanden genannt. Genauso taucht auf der ersten Seite des Gutachtens natürlich auch das Datum der Anfrage des Auftraggebers auf, der Tag der gutachterlichen Untersuchung, genauso wie die spezielle Art des Gutachtens, welches vom Auftraggeber angefordert wurde (Zusammenhangsgutachten, Freies Nachuntersuchungsgutachten etc.). Selbstverständlich wird ebenfalls aufgeführt, auf welchem Fachgebiet sich das Gutachten befindet. Sofern ein Unfallereignis vorliegt, gehört natürlich auch das Unfalldatum auf das Deckblatt.

Im weiteren Verlauf muss Du selbstverständlich den Gutachtenauftraggeber darüber informieren, welche „Quellen" Du benutzt hast, um das Gutachten zu erstellen. Im Allgemeinen sieht es so aus, dass Du all diejenigen Dinge aufführst, die Du zur Erstellung des Gutachtens heranziehst: Zum einen natürlich die stattgehabte Untersuchung. Des Weiteren ist es wichtig darauf hinzuweisen, dass Du sämtliche zur Verfügung gestellten Unterlagen komplett gesichtet und durchgelesen hast, damit der Auftraggeber auch weiß, dass Du Dich konkret mit dem Gutachtenfall auseinandergesetzt hast. Auch diese Information gehört noch auf das Deckblatt, es sei denn, Du hast diese „Vorarbeit" durch den von Dir erstellten Aktenspiegel (vgl. Rookie-Regel #13) bereits dokumentiert.

4.2.2   Allgemeine Gliederung

Nachdem nun also das Deckblatt erstellt ist, weiß jeder, der das Gutachten in die Hand bekommt, gleich auf den ersten Blick, um wen es sich handelt, was die Fragestellung ist und welche verschiedenen „Befunde" bez. sonstigen Grundlagen Du herangezogen hast, um das Gutachten zu erstellen. Anschließend folgt dann die allgemeine Gliederung des Gutachtens. Auch hier hat sich ein gewisser Standard bewährt, den ich nachfolgend darstellen möchte:

Folgende Punkte werden hier grundsätzlich aufgeführt
   1. Bisheriger Verlauf nach Aktenlage
   2. Epikritische Zusammenfassung der Aktenlage/evtl. Aktenspiegel
   3. Bisheriger Verlauf nach Angaben des Probanden
   4. Klagen des Probanden
   5. Befund

6. Zusammenfassung der Befunde
7. Schlussfolgerung
8. Begründung
9. Beantwortung der gestellten Fragen
10. Sonstige Bemerkungen

Durchaus sinnvoll kann es auch sein, das Gutachten bereits mit der Nennung der gutachtenrelevanten Diagnosen zu beginnen, damit jeder beim Lesen des Gutachtens von Anfang an Bescheid weiß, worum es geht. Dadurch erschließen sich oft die Zusammenhänge im Gutachten einfacher.

Das hört sich zunächst mal recht viel an? Stimmt. Das ist aber das grobe Gerüst eines standardisierten Gutachtens, welches, wann immer möglich bzw. nötig (vergleiche vorgegebene Formulargutachten!) eingehalten werden soll.

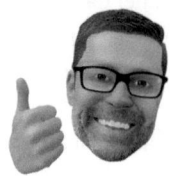

Rookie-Regel #23
Gutachten werden nach einem standardisierten Format gemacht.

Zu den einzelnen Punkten möchte ich nun Folgendes zur Erklärung aufführen:

Bisheriger Verlauf nach Aktenlage
Der „bisherige Verlauf nach Aktenlage" ist in gewisser Weise ein zweischneidiges Schwert. Zu früheren Zeiten, als Gutachten noch streng nach Seitenzahl bezahlt wurden, war es leider eine gewisse Unsitte, hier teilweise ausufernd die bereits bekannten Informationen der Aktenlage nochmals aufzuführen, um „Seiten zu schinden". Selbiges ist weder sinnvoll (der Auftraggeber, der Dir die Unterlagen zur Verfügung stellt, hat die Akte selbst zusammengestellt und hat daher die Informationen bereits vorliegend) noch „fair bzw. korrekt". Es kommt in diesem Bereich vielmehr darauf an, dass Du Dich wirklich mit der kompletten Aktenlage auseinandergesetzt hast und die Informationen tatsächlich auch durchgelesen hast (Vergleiche Aktenspiegel, Kap. 3). Ansonsten ist es nicht notwendig, dass jeder einzelne Röntgenbefund einer vierjährigen Krankheitsgeschichte unter dem Bereich „Verlauf nach Aktenlage" nochmals aufgeführt wird.

Viel wichtiger ist es in diesem Zusammenhang allerdings in bestimmten Situationen, im nächsten Punkt eine Art Zusammenfassung der bisherigen Aktenlage aufzuführen: Dies führt uns zum zweiten Punkt **„Epikritische Zusammenfassung der Aktenlage"**. In manchen Fällen kann es durchaus sinnvoll sein, die Vielzahl der Informationen, die in der Aktenlage zu finden sind, im Sinne einer kurzen Epikrise zusammenzufassen. Selbstverständlich ist selbiges bei einer schlichten Einfachverletzung (Ruptur des vorderen Kreuzbandes im Rahmen der Privaten Unfallversicherung) nicht notwendig. Hier ist allen Beteiligten klar, um was es geht. Bei einem ausführlichen Sozialgerichtsgutachten in einem

Verfahren, welches sich über viele Jahre hinweg zieht und dem eine Vielzahl von Behandlungen und Operationen zugrunde liegen, kann es allerdings durchaus sinnvoll sein, eine kurze epikritische Zusammenfassung des bisherigen Aktenverlaufes aufzuführen.

Verlauf nach Angaben des Probanden

Du denkst, es ist eine Redundanz? Wozu das Ganze nochmal aufführen, nachdem Du zuvor schon die Aktenlage ausführlich durchgelesen und zusammengefasst hast? Dieser Punkt ist tatsächlich in vielen Fällen eine Wiederholung der Aktenlage und im Idealfall berichtet der Patient genau die gleichen Abläufe und Geschehnisse, wie sie in der Akte dokumentiert sind. Nichtsdestotrotz ist es elementar wichtig, dass Du der zu begutachtenden Person im Rahmen der Begutachtung nochmals die Möglichkeit gibst, den bisherigen Verlauf mit eigenen Worten darzustellen. Dies hat zum einen eine nicht zu unterschätzende „psychologische" Wirkung: Oftmals hat eine versicherte Person bzw. ein Gutachtenproband erstmals im Rahmen des Gutachtens das Gefühl, das ihm jemand tatsächlich konkret zuhört und den bisherigen Verlauf tatsächlich interessiert verfolgt. Dies schafft eine nicht zu unterschätzende Vertrauensbasis zwischen Gutachter und Proband. Lass Dir also immer vom Probanden mit eigenen Worten den bisherigen Verlauf nochmals schildern.

Ein ganz wichtiger, weiterer Punkt ist hierbei die genaue Schilderung des Unfallereignisses! Du wirst erstaunt sein, wie viel verschiedene Varianten einer Unfallschilderung sich innerhalb einer Akte finden können (die sich unter Umständen über Jahre hinwegziehen) und was Dir ein zu untersuchender Proband tatsächlich am Tage der Begutachtung über das Unfallereignis erzählt. Selbiges musst Du im ersten Schritt zunächst einmal vollkommen wertfrei einfach nur aufnehmen und im Gutachten wiedergeben. Hinsichtlich der Interpretation dieser einzelnen Aussagen und so genannten „Anknüpfungstatsachen" machen wir uns dann später Gedanken.

Klagen des Probanden

Genauso wie bei der Schilderung des bisherigen Verlaufes und des Unfallherganges ist es von elementarer Bedeutung, hier den Probanden ausführlich und in Ruhe zu seinen jetzigen Beschwerden zu befragen. Auch hier kommt erneut die Psychologie „ins Spiel:" Nur wenn Du den Klagen und Beschwerden des Probanden Aufmerksamkeit schenkst und sie ohne Wertung, am besten im Sinne der wörtlichen Rede („ich-Form"), ins Gutachten aufnimmst, schaffst Du eine gesunde Basis für die Begutachtung und dokumentierst hierdurch Deine Neutralität. Egal wie ausschweifend oder „ausführlich" die Beschwerdeangaben auch sein mögen, sie müssen von Dir kommentarlos, wertfrei und emotionslos im Gutachten dokumentiert und wiedergegeben werden. Dies schützt Dich selbst auch davor, dass Du im Nachhinein im Gutachten „angreifbar" wirst. Es ist oft für einen Probanden sehr wichtig, die Vielzahl von Klagen und Beschwerden zu schildern, da oftmals im Rahmen des Gesamtprozesses (die jahrelange „Streitigkeiten" mit einer Versicherung, langwierige Gerichtsprozesse) viele Probanden oftmals das Gefühl haben, das Ihnen „niemand richtig zuhört". Auch hier hast Du als Gutachter die besondere Position der Unvoreingenommenheit. Selbiges darfst Du auf gar keinen Fall vernachlässigen.

Befund

So, nachdem jetzt die ganze „Vorgeschichte" (sowohl nach Aktenlage, als auch nach Darstellung des Probanden) abgearbeitet ist, geht es um die Feststellung des klinisch- körperlichen Untersuchungsbefundes, der sich im Rahmen Deiner Begutachtung exakt an dem Tag der Begutachtung feststellen lässt. Es beginnt jetzt sozusagen die „Kür" des Begutachtens, nämlich die klinisch Befunderhebung. Auch hier hat es sich absolut bewährt, eine Gliederung einzuhalten, die Dir das routinemäßige und standardmäßige Vorgehen beim Erfassen des klinischen Befundes erleichtert. Zu Beginn des Kap. 4 haben wir den Punkt „klinische Untersuchung" bereits abgearbeitet.

Es werden folgende Unterpunkte aufgeführt:

* Inspektion,
* Palpation,
* Messblatt,
* spezielle Organfunktion,
* bildgebende Verfahren und sonstige Apparaturen-Diagnostik.

Selbstverständlich muss im Befund auftauchen, welche Größe und welches Körpergewicht der Proband aktuell aufweist. Ob Du selbiges tatsächlich nachmisst oder es sich um die Angaben des Probanden handelt, muss selbstverständlich ebenfalls benannt werden. Es folgt die Anamnese der für das jeweilige Gutachten RELEVANTEN Vorgeschichte – Die Kinderkrankheiten der Urgroßmutter sind für die Nachuntersuchung eines Kreuzbandschadens des Probanden selbstverständlich vollkommen unerheblich. Eine andere Bedeutung kann dies selbstverständlich dann haben, wenn es im Rahmen eines Zusammenhanggutachtens darauf ankommt, ob ein verletztes Gelenk bereits durch jahrelangen Vorverschleiß und vorausgegangene Behandlungen gewissen Veränderungen erfahren hat oder nicht. Auch hier gilt erneut die klassische Rookie-Regel „Gehirn einschalten".

Nach Abschluss der Anamnese und der allgemeinen Erhebung des Körperstatus erfolgt dann die spezielle, organzentrierte klinische Untersuchung. Selbige beginnt natürlich ganz klassisch mit der **Inspektion**:

Im ersten Schritt gilt es den Probanden „nur" zu beobachten bzw. zu betrachten und die entsprechenden Befunde aufzulisten. Hierunter fallen auch die Art und Weise, wie ein Proband das Zimmer betritt bzw. verlässt (mit Rollator, mit Gehstützen, hinkend etc.) und wie er sich entkleidet (harmonisch, flüssig, wird Hilfe benötigt? etc.).

Selbiges wird im Gutachten dokumentiert. Anschließend wird der körperliche Inspektionsbefund genannt. Selbst Banalitäten (z. B. Wachstum der Fingernägel, gepflegte Hautoberfläche, Narben aus vorausgegangenen Unfällen etc.) sind hier festzuhalten. Hier hat es sich bewährt, eine „Blaupause" für einen Inspektionsbefund im „Hinterkopf zu haben", damit auch alles korrekt beschrieben wird. Mit der Zeit entwickelst Du hier definitiv eine gewisse Routine, die Dir bei der Durchführung helfen wird.

Als nächstes erfolgt dann die händisch-klinische Untersuchung, die **Palpation**. Auch hier werden „Banalitäten" (Hautspannung, Ödembildung, Pulsstatus etc.) eben alles was Du mit den Händen ertasten und erfühlen kannst, aufgeführt.

Weiterhin wird dann die spezielle **Organfunktionsprüfung** durchgeführt. Hierbei geht es um die entsprechenden klinischen Untersuchungstests eines Gelenkes. So ist es selbstverständlich zwingend notwendig, bei der Untersuchung eines Knies die Bandstabilität in verschiedenen Gelenkpositionen zu überprüfen und so objektiv als möglich darzustellen. In diesem Zusammenhang möchten wir gerne auf die klinischen Standarduntersuchungswerke hinweisen, da es den Rahmen dieses Buches selbstverständlich komplett sprengen würde, jedes einzelne Organ oder Gelenk in der Summe der Möglichkeiten der klinischen Spezialuntersuchung darzustellen. Auch hier gilt es für Dich „fit zu werden", was selbstverständlich das klassische Handwerkszeug eines angehenden Facharztes im jeweiligen Spezialgebiet darstellt: Die fachärztlich-klinische Untersuchung auf dem jeweiligen Fachgebiet!

Sofern es sich um Funktionsstörungen des Bewegungsapparates handelt, haben sich in diesem Zusammenhang die **Gutachten-Messblätter** der DGUV (Deutsche Gesetzliche Unfallversicherung) sehr bewährt. Sie sind heutzutage beispielsweise in einem Gutachten auf orthopädisch-unfallchirurgischem Fachgebiet nicht mehr hinwegzudenken. Du findest diese Messblätter natürlich problemlos im Netz (siehe unten). In den meisten Kliniken gibt es im Sekretariat normalerweise immer einige ausgedruckte Kopien im Vorrat.

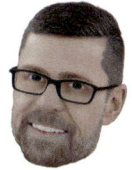

Rookie-Regel #24
Wann immer möglich, die aktuellen Gutachten-Messblätter der DGUV verwenden.

Hierzu gilt selbstverständlich im Weiteren dann auch die Darstellung und Interpretation der vorliegenden **bildgebenden Befunde bzw. der apparativen Untersuchungen**. Je nach Fachgebiet handelt es sich hier im Bereich von O und U selbstverständlich hauptsächlich um Röntgenbilder bzw. um Schnittbilddiagnostik (CT/MRT). Auf anderen Fachgebieten werden spezielle Untersuchungstechniken (Audio, Phonometrie, elektromyografische neurologische Untersuchung, Auskultationsbefunde etc.) notwendig. Selbige sind ausführlich und gemäß den entsprechenden Organspezifika aufzuführen.

Am Ende des Gliederungspunktes „Befund" steht also eine umfassende komplette klinisch und apparative Untersuchung des Probanden bezüglich der zu begutachtenden Region bzw. des zu begutachtenden Organs. Diese wird anschließend kurz, prägnant und schlüssig in der Zusammenfassung nochmals aufgeführt.

Zusammenfassung

Hier gilt es innerhalb kurzer, prägnanter Sätze (die jeweils durchnummeriert sind) den klinisch-körperlichen bzw. technischen Untersuchungsbefund zusammenzufassen. Unter der „Zusammenfassung" findet sich somit die nachvollziehbare (Kurz-)Darstellung des aktuellen medizinischen Befundes der zu begutachtenden Person.

So, ein wichtiger und elementarer Teil des Gutachtens ist nun erledigt: Du hast die Akte studiert, Du hast den Probanden angehört, seine Beschwerden zur Kenntnis genommen und ihn anschließend ausführlich in Deinem Fachgebiet untersucht und den klinisch-medizinischen Befund zusammengefasst. Du hast jetzt alle Fakten zusammengetragen, damit Du nun die Fragen des Gutachtens beantworten kannst. Ob Du nun im weiteren Schritt mit Punkt 7 **Schlussfolgerung** und Punkt 8 **Begründung** weitermachst oder gleich Punkt 9 **Beantwortung der Gutachtenfragen** bearbeitest, ist vom Prinzip her egal. Entweder Du teilst dem Gutachtenauftraggeber Deine Schlussfolgerung im Rahmen der Beantwortung der Gutachtenfragen mit, oder Du stellst diese separat unter einem eigenen Unterpunkt dar. Letzteres hat den Vorteil, dass Du dann Deine eigenen Formulierungen und Deinen eigenen Gedankengang so zum Ausdruck bringen kannst, wie es für Dich am sinnvollsten erscheint. Wenn dann Deine Schlussfolgerung und Begründung klar ist, darfst Du selbstverständlich bei der Beantwortung der Gutachtenfragen auf eben jene Schlussfolgerung und Begründung verweisen und musst nicht das Ganze nochmals aufführen. Wichtig ist allerdings auf jeden Fall, dass Du sämtliche Gutachtenfragen, die Dir der Auftraggeber gestellt hat, Punkt für Punkt beantwortest (und sei es nur, indem Du auf die bereits von Dir vorgenommene Schlussfolgerung verweist).

Damit ist das Gutachten praktisch fertig. Am Ende sind nur noch die **Bemerkungen** (10.) aufzuführen, bei denen es hauptsächlich darum geht, dass Du dem Auftraggeber mitteilst, dass die Standards der Begutachtung und sonstige wichtigen Dinge (Beispielsweise Datenschutz und Einwilligungen) beachtet und der Proband jeweils darüber informiert wurde.

Das Gutachten endet auf der letzten Seite mit dem Datum und der Unterschrift derjenigen Person(en), die das Gutachten erstellt bzw. die das Gutachten zu verantworten hat (haben). Wichtig ist in diesem Zusammenhang auf jeden Fall, dass der oder diejenige Person, die an erster Stelle (links) das Gutachten unterzeichnet, in der Regel diejenige Person ist, die selbiges auch (vor Gericht, vor dem Auftraggeber oder vor sonstigen Institutionen) zu verantworten hat. Wichtig ist auch aufzuführen, sofern mehrere Personen an der Gutachtenerstellung mitgearbeitet haben, was die einzelnen Personen konkret für Aufgaben hatten und welche Teile des Gutachtens sie durchgeführt haben. In diesem Zusammenhang sei nochmals darauf hingewiesen, dass in der Idealform ein Gutachten ausschließlich und durchgängig von ein und derselben Person durchgeführt wird. Diejenigen Gutachten, die Du allerdings im Rahmen Deiner Weiterbildung für den Weiterbildungskatalog durchführen wirst, müssen selbstverständlich von Deinem Chef/Deiner Chefin als verantwortliche Person gegengelesen und auch entsprechend unterzeichnet werden.

Literatur

Bundesministerium für Umwelt, Naturschutz und nukleare Sicherheit Richtlinie zur Strahlenschutz-verordnung Strahlenschutz in der Medizin. https://www.dguv.de/medien/formtexte/aerzte/f_4224/f4224.pdf. https://www.bmu.de/gesetz/richtlinie-zur-strahlenschutzverordnung/

Ernst U, Settner M, Schmidt J, Simmel S.: Nomenklatur der Gelenkbewegungen – Überarbeitung der Neutral-Null-Methode. AFH-Webshop, 2019

J. Grifka, O. Linhardt, F. Liebers Mehrstufendiagnostik von Muskel-Skelett-Erkrankungen in der arbeitsmedizinischen Praxis. 2. Auflage. Bremerhaven: Wirtschaftsverlag NW Verlag für neue Wissenschaft GmbH 2005. Schriftenreihe der Bundesanstalt für Arbeitsschutz und Arbeitsmedizin: Sonderschrift, S 62 ISBN: 3-86509-404-X, PDF-Datei

Harald Hempfling; Veit Krenn Schadenbeurteilung am Bewegungssystem De Gruyter Verlag ISBN-13: 978-311028322

https://www.dguv.de/medien/formtexte/aerzte/f_4224/f4224.pdf

https://www.dguv.de/medien/formtexte/aerzte/f_4222/f4222.pdf

Kausalität

5

Michael Oberst

Inhaltsverzeichnis

▶   Im speziellen Teil des Buches werden im Kap. 5 die zentralen gutachterlichen Überlegungen hinsichtlich der Kausalität und Beweisregeln erläutert. Der elementare Auftrag des Gutachters gegenüber dem Auftraggeber besteht darin, die medizinischen Zusammenhänge von Ursache und Wirkung (z. B. Unfallereignis mit nachfolgendem Personenschaden) herzuleiten und zu begründen oder ggf. zu verneinen. Hierbei müssen einige grundsätzliche philosophische bzw. rechtliche Überlegungen angestellt werden, um die Grundbedingungen der Kausalitätsbetrachtungen zu verstehen. Selbiges möchten wir in diesem Kapitel abarbeiten. Am Ende sollst Du auch verstehen, welche „Beweise" Du in Deine gutachterlichen Überlegungen einfließen lassen darfst und welche gedanklichen Regeln hier zu beachten sind.

M. Oberst (✉)
Klinik für Orthopädie, Unfall- und Wirbelsäulenchirurgie, Ostalb-Klinikum Aalen,
Aalen, Deutschland

© Der/die Autor(en), exklusiv lizenziert an Springer-Verlag GmbH, DE, ein Teil
von Springer Nature 2023
M. Oberst, J. Schmidt (Hrsg.), *Medizinische Begutachtung für Einsteiger*,
https://doi.org/10.1007/978-3-662-66060-7_5

5.1   Was ist Kausalität?

So, den allgemeinen Teil haben wir geschafft. Du weißt jetzt was ein Gutachten eigentlich sein soll, wozu es verwendet wird und wer der oder die Auftraggeber sind. Du kannst Dich auf das Gutachten vorbereiten und hast eine Struktur im Kopf, anhand derer Du die einzelnen Punkte des Gutachtens abarbeitest. Jetzt kommen wir zum speziellen Teil. Und der beginnt mit der eigentlichen Königsdisziplin des Gutachtens, der Kausalität. Sie ist oftmals der eigentliche Grund, warum Du einen Gutachtenauftrag erhalten hast: Ein (nicht medizinisch bewanderter) Auftraggeber möchte einen medizinischen Zusammenhang geklärt wissen und erbittet von Dir Hilfe bzw. Auflösung.

Kausalität – was ist das eigentlich? Wenn wir Dr. Google bzw. Wikipedia fragen, erhalten wir folgende Antwort (die doch sehr an „Beamtenhochdeutsch" erinnert): „Kausalität ist die Beziehung zwischen Ursache und Wirkung. Sie betrifft die Abfolge von Ereignissen und Zuständen, die aufeinander bezogen sind. Demnach ist A die Ursache für die Wirkung B, wenn B von A herbeigeführt wird." Du findest diesen Satz nicht besonders hilfreich? – Stimmt. Den muss man 3× durchlesen, bevor man ihn einigermaßen versteht. Das haben sich die Macher von Wikipedia auch gedacht und deswegen folgendes, relativ simples Beispiel nachgeschoben: Ein schwerer Stein löst sich aus einer Felswand und fällt (Ursache) auf ein Glasdach, wodurch die Glasscheibe zerspringt (Wirkung). Klar? Dies ist die einfachste Form einer Kausalität (man nennt das „Monokausalität"). Das ist einfach. Solche Fälle sind klar und die Kausalität ist einfach zu beantworten. Aber schon das einfache Beispiel von dem Stein und der Glasscheibe lässt bei leichten gedanklichen Veränderungen die Sache gleich kompliziert werden: Was beispielsweise, wenn die Glasscheibe schon vorher einen Sprung hatte, da bereits letzte Woche einzelne Steine auf die Scheibe gefallen waren? Was, wenn neben dem einzelnen Stein, der auf die Glasscheibe fällt, gleichzeitig auch ein abgebrochener Ast auf die Glasscheibe fällt? Schon diese kleinen Variationen der Situation machen ziemlich schnell deutlich, dass es die völlig eindeutigen Fälle nicht immer gibt. Und genau hier ist der Gutachter mit seiner medizinischen Expertise und auch seinem Fachwissen hinsichtlich der verschiedenen Rechtsgrundlagen gefragt, um die Kausalität – den inneren Zusammenhang – zu bejahen oder aber abzulehnen.

Das oben genannte Beispiel macht auch klar, dass es selbstverständlich nicht ausschließlich monokausale Fälle, sondern auch sogenannte Kausalketten gibt. Als Beispiel sollen hier die Dominosteine aufgeführt werden. Das Umfallen des ersten Steines bewirkt das Umfallen des zweiten Steines, dieses Umfallen bewirkt wiederum das zeitlich danach folgende Umfallen des dritten Steines und so weiter, bis der letzte Stein gefallen ist. Wenn auch nur ein oder zwei Steine aus dieser „Kausalkette" herausgenommen werden, kommt es nicht zum Endergebnis, dem Umfallen des letzten Steines.

Diese ganzen Ausführungen sind verwirrend? Ja, da hast Du recht. Trotzdem müssen wir uns mit diesem Thema beschäftigen. Es sei an dieser Stelle allerdings darauf hingewiesen, dass sich schon ganz andere – ziemlich klügere Köpfe als wir es sind – mit dem Thema Kausalität (Ursache und Wirkung) beschäftigt haben. Schon die alten Griechen wie Platon und Aristoteles haben sich mit verschieden Arten von Ursachen bzw. deren Wirkung beschäftigt. Auch Einsteins Relativitätstheorie ist nichts anderes als eine besondere Betrachtungsweise von Ursache und Wirkung. Wer will, kann also an dieser Stelle das Gutachtenwesen verlassen und ein Studium der Philosophie oder der Quantenphysik beginnen.

Die Tatsache, dass es verschiedene Ansätze für Kausalität gibt (vergleiche die oben genannten Philosophen etc.), macht auch deutlich, warum es für Dich als Gutachter wichtig ist, die verschiedenen Rechtsgebiete bzw. die verschiedenen Arten von Auftraggebern zu kennen: Jedes einzelne Rechtsgebiet hat nämlich seine eigene Kausalitätstheorie. Mit anderen Worten: Ein Zusammenhang kann – je nach zugrunde liegender Kausalitätstheorie – im dem einen Rechtsgebiet zur Leistungspflicht führen (auf Deutsch: Es wird Geld ausbezahlt), in einem anderen Rechtsgebiet aber nicht (auf Deutsch: Es wird kein Geld ausbezahlt). Selbiges musst Du wissen. Nur so kannst Du genau zu der wichtigen und essenziellen Frage des Zusammengangs zwischen Ursache und Wirkung auch korrekt im Gutachten Stellung beziehen.

Lass uns auch hier versuchen, das Ganze an einem Beispiel zu erläutern: Du kennst das berühmte Sprichwort bzw. die Metapher vom Tropfen, der das Fass zum Überlaufen bringt. Wenn Du das unter Kausalitätsbetrachtungen anschauen möchtest, ergeben sich folgende interessante Ansätze: Was ist die „wichtigere" Ursache für das Überlaufen des Fasses? Zum einen braucht es natürlich ein Fass, welches bereits randvoll ist. Nur ein randvolles Fass kann durch einen letzten Tropfen zum Überlaufen gebracht werden. Auf der anderen Seite ist auch der letzte Tropfen absolut essenziell, auch wenn er betrachtet auf die Gesamtmenge des Wassers praktisch überhaupt keine einzelne Auswirkung hat. Tatsache ist allerdings, dass, wenn dieser letzte Tropfen nicht getropft wäre, das Fass nicht übergelaufen wäre. Interessant oder? Je nach Betrachtungsweise und Blickwinkel ist die wichtigere Ursache das vollgelaufene Fass oder aber der einzelne Minitropfen. Beides sind Ursachen, die notwendig sind, um die Auswirkung (das Überlaufen des Fasses) möglich zu machen. Je nach Rechtsgebiet gelten nun verschiedene Auffassungen, wie die einzelnen Faktoren zu werten sind und wie hierdurch Kausalität zu bejahen oder aber zu verneinen ist.

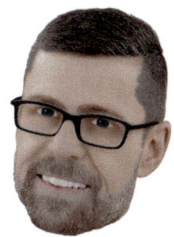

Rookie-Regel #25
Kenne die Rechtsgebiete und kenne dadurch die zugrunde liegende Kausalität.

Insgesamt unterscheiden wir 3 verschiedene Kausallehren: Die Äquivalenztheorie, die Adäquanztheorie und die Relevanztheorie.

Äquivalenztheorie

Hier gilt die „Conditio sine qua non" (Lateinisch wörtlich: „Bedingung ohne die nicht"),
die besagt, dass eine Bedingung, eine Anknüpfungstatsache, ein Faktum – z. B. der letzte
Tropfen Wasser, der das Fass zum Überlaufen bringt – dann für die Kausalitätsbetrachtung
zu berücksichtigen ist, wenn sie NICHT gedanklich ausgeblendet werden kann, ohne dass
dadurch im Endeffekt etwas anderes rauskommt. (In den medizinjuristischen Büchern
wird immer davon gesprochen, dass die Bedingung „nicht hinweggedacht" werden
kann ... Beamtenhochdeutsch halt).

Das heißt also für unser Beispiel, dass weder der Tropfen noch das bereits randvolle
Fass gedanklich ausgeblendet („hinweggedacht") werden können, ohne dass sonst das
Ergebnis – nämlich das Überlaufen des Wassers aus dem Fass – ausbleiben würde. Es
braucht also BEIDES, ein volles Fass und einen letzten Tropfen, um das Wasser zum
Überlaufen zu bringen. Somit sind auch BEIDE Faktoren in der Kausalitätsbetrachtung
relevant und müssen in die Überlegungen eingeschlossen werden.

Diese Theorie (auch als „Bedingungstheorie" bezeichnet) gilt im *Strafrecht*. Dies ist
sinnvoll, denn im Strafrecht geht es um die Frage, wer „schuld" an etwas hat. Und wenn
jemand vor einem randvollen Fass steht und dann den letzten Tropfen Wasser hineinschüt-
tet, dann ist dieser jemand „schuld" am Überlaufen des Fasses, auch wenn selbiges aus
vollkommen anderen Gründen vorher bereits randvoll gelaufen war.

Das ist doch gar nicht so schwierig, oder? Prima! Damit hast Du einen ganz wesentlichen gutachterlichen Schritt der Erkenntnis gemacht und die **Äquivalenztheorie** verstanden! Das ist natürlich eine weitere Rookie-Regel wert...

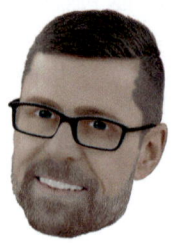

Rookie-Regel #26
„Conditio sine qua non": Alles, was nicht gedanklich ausgeblendet
(„hinweggedacht") werden kann, ohne dass sonst etwas anderes
herauskommt, muss in die Kausalitätsüberlegungen mit einbezogen
werden.

Diese naturwissenschaftlich-medizinische Betrachtungsweise der Äquivalenztheorie hat nun allerdings einen ziemlichen Haken: Sie kann gedanklich bis ins Unendli-
che fortgeführt bzw. weitergedacht werden. So kann man natürlich bezogen auf unser
Fass-Beispiel weiterfragen: Woher kommt der letzte Tropfen? Antwort: aus einer
Gießkanne. Somit ist natürlich auch die Gießkanne „kausal" für das Überlaufen des
Fasses. Aber woher wiederum kommt die Gießkanne? Antwort: Die hat der Gartenbesitzer im Baumarkt gekauft. Somit wird sowohl der Gartenbesitzer als auch der Baumarkt „kausal" für das Überlaufen des Fasses. Aber woher kommt der Gartenbesitzer? ... und so weiter und so weiter ... das kann man bis zurück zu Adam und Eva
weiterspinnen.

Dies ist natürlich weder für das praktische Leben, geschweige denn für die Begutachtung hilfreich. Deswegen behilft man sich eines „Tricks", um diese gedankliche Endlosschleife des Zusammenhangs zu unterbrechen:

Adäquanztheorie

Die „**Adäquanztheorie**" (Cave: nicht mit der Äquivalenztheorie verwechseln!) besagt, dass „Kausalverläufe, die völlig außerhalb der normalen Lebensanschauung bzw. der Erfahrung und Erwartung" liegen, eben NICHT einem Verursacher anzulasten sind. Mit anderen Worten: Es greift hier der oft zitierte „gesunde Menschenverstand".

Diese Theorie kommt im *Zivilrecht* zur Anwendung. Konkret bedeutet dies, dass selbstverständlich der Käufer der Gießkanne im Baumarkt NICHT dafür verantwortlich gemacht werden kann, dass just aus dieser Gießkanne eines Tages ein letzter Tropfen kommt, der ein Fass zum Überlaufen bringt, sondern eben diejenige Person, die die Gießkanne konkret eingesetzt hat – sinnvoll, oder?

Relevanztheorie

Die **Relevanztheorie** kommt im *Sozial- und Verwaltungsrecht* (z. B. im gesamten Berufsgenossenschaftlichen Verfahren!) zum Einsatz. Auch diese Theorie baut auf der Äquivalenztheorie auf und fragt anschließend allerdings nach, welche Bedingung (letzter Tropfen oder das randvolle Fass?) für das Ergebnis (Überlaufen des Fasses) **wesentlich** ist.

Das heißt also konkret, dass im Sozial- und Verwaltungsrecht zuerst die Äquivalenztheorie (s. o.) und anschließend die Relevanztheorie zum Einsatz kommt. Auch das ist ein „Trick" zur Vereinfachung der Abläufe, ganz im Sinne des „gesunden Menschenverstandes": Wenn ein Fass bereits randvoll ist, kann nicht nur ein letzter finaler Tropfen aus der Gießkanne das Wasser zum Überlaufen bringen, sondern vielleicht auch ein einzelner Regentropfen oder ein fallendes Blatt von einem Baum oder ein Insekt, welches in das Fass stürzt. Eine wesentliche **erste** Ursache für das Überlaufen des Fass ist somit natürlich das bis oben mit Wasser gefüllte Gefäß. Eine weitere wesentliche **zweite** Ursache kann der Regentropfen, das Insekt, oder der Tropfen aus der Gießkanne sein. Diese zweite Ursache ist zwar ebenso wesentlich (sie kann nicht „hinweggedacht" werden, da sonst das Fass nicht übergelaufen wäre), sie ist aber „austauschbar": Das Fass würde sowohl beim Tropfen aus der Gießkanne als auch beim Insekt oder dem Regentropfen überlaufen. Im Sozial- und Verwaltungsrecht spricht man dann von einer sog. „Gelegenheitsursache". Diese fällt bei den Kausalitätsbetrachtungen aber „hinten runter" und die **rechtlich wesentliche Ursache** wird im genannten Beispiel das randvolle Fass. Aber Vorsicht: Diese letzte Wertung, ob eine Ursache rechtlich wesentlich ist oder nicht, entscheidet nicht der ärztliche Gutachter, sondern der Auftraggeber – in der letzten Konsequenz der Jurist (das Gericht).

Merkst Du nun den großen Unterschied der einzelnen Bereiche? Während im Strafrecht der finale Tropfen, der ein Fass „zum Überlaufen bringt" durchaus juristisch relevant ist (und beispielsweise zur Bestrafung des „Täters" führen kann, der den letzten Tropfen hinzugegeben hat), bleibt genau der gleiche Tropfen im Sozialrecht unbeachtet, wenn er *nicht wesentlich* ist, da das Fass bereits aus anderen Gründen randvoll gewesen ist.

Soweit, so gut. Ein wichtiger Schritt ist getan. Du kennst jetzt die verschiedenen Kausaltheorien und weißt, in welchen Rechtsgebieten sie angewendet werden. Leider sind wir an dieser Stelle mit den theoretisch-juristischen Überlegungen aber noch nicht am Ende😟. Unser Beispiel vom überlaufenden Fass ist auch wirklich sehr einfach: Es gibt das volle Fass, und es gibt den letzten Tropfen. Mehr als diese beiden Bedingungen sind nicht vorhanden. Das richtige Leben ist aber in der Regel nicht nur auf die Auswahl von nur 2 Möglichkeiten beschränkt – auch hierzu ein weiteres Beispiel:

Ein Skifahrer erleidet beim Sturz auf der Buckelpiste eine Verletzung des linken Knies. Er hat starke Schmerzen und kann nicht mehr weiterfahren. Er wird von der Bergwacht ins Tal gebracht und von einem Arzt vor Ort untersucht. Dieser äußert den Verdacht auf einen Kniebinnenschaden und stellt das Gelenk in einer Schiene ruhig. Der Skifahrer bleibt noch ein paar Tage im Hotel, fährt dann zurück nach Hause und lässt 2 Wochen später ein Kernspintomogramm des Knies anfertigen. Der Radiologe beschreibt einen Riss des vorderen Kreuzbandes sowie „degenerative Veränderungen des Innenmeniskus" und einen „2.–3.° Knorpelschaden retropatellar". Soweit so gut. Seltsamerweise sieht dieses Kernspintomogramm aber keinerlei sonst so typische Begleitverletzungen der Kreuzbandruptur, wie einen Gelenkserguss oder den typischen „bone bruise" am Schienbeinkopf und der Femurkondyle. Was war jetzt also die konkrete Wirkung des Sturzereignisses? Hat der Sturz tatsächlich akut das Kreuzband durchtrennt? Oder war das Kreuzband vielleicht schon vor dem Sturz kaputt? Jetzt nehmen wir mal an, der Skifahrer hatte bereits zwei Jahre zuvor am gleichen Knie eine Kreuzbandverletzung. Selbige wurde damals mit einer Kreuzbandersatzplastik behandelt. Wie ist nun diese Vorgeschichte zu bewerten? Was ist jetzt die Ursache beim erneuten Unfallereignis auf der Piste? Kommt dem erneuten Unfall auf der Piste eine Ursache zu? Oder war vielleicht das Knie aufgrund der vorausgegangenen Kreuzband-Ersatzplastik schon „geschwächt"? Und wenn ja, wie sehr? Du siehst, dass bereits kleine Variationen der Geschichte für die Betrachtung der Kausalität deutliche Auswirkungen haben können. Wie sind nun diese einzelnen Punkte (Sturzereignis/Vorschaden/Kreuzbandriss/Meniskusschaden/Knorpelschaden) hinsichtlich der Kausalität zu werten?

Hier kommen jetzt die **Beweise bzw. die Beweisregeln** ins Spiel.

5.2   Beweise und Beweisregeln

Was ist nun ein Beweis? Ein **Beweis** ist etwas, was nicht mehr in Zweifel gezogen werden kann. Wann das der Fall ist, ist zwar erneut von Rechtsgebiet zu Rechtsgebiet unterschiedlich, aber ganz grob kann man sagen, dass etwas bewiesen ist, wenn es „mit an Sicherheit grenzender Wahrscheinlichkeit" der Wahrheit entspricht. Derartige bewiesene Tatsachen müssen nicht mehr hinterfragt werden, sondern dürfen im Sinne eines Faktums in die Überlegungen zur Kausalität einbezogen werden.

An diese Tatsachen darfst Du Deine Kausalitätsüberlegungen anschließen – sie brauchen nicht mehr extra hinterfragt werden (Nur der Vollständigkeit halber an dieser Stelle der Hinweis darauf, dass die Juristen diese Beweis-Sicherheit bzw. Beweis-Regeln teilweise sogar im Gesetz definiert haben. Für das Zivilrecht beispielsweise in der sog. Zivilprozessordnung [ZPO]) unter §§ 286–287).

Eine besondere Form eines vorgegebenen Faktums, welches Du als Gutachter nicht mehr hinterfragen brauchst, ist die sog. **Anknüpfungstatsache**: Hierunter versteht man Fakten, die dem medizinischen Gutachter vom Auftraggeber vorgegeben werden. So ist ein medizinischer Gutachter beispielsweise nicht kompetent bzw. sachverständig für die Ermittlung einer Aufprallgeschwindigkeit bei einem Verkehrsunfall, in dessen Folge von einem der Pkw-Insassen über Jahre hinweg Schmerzen an der Wirbelsäule beklagt werden.

Unabhängig vom jeweiligen Rechtsgebiet müssen folgende Bedingungen grundsätzlich im **Vollbeweis** (mit an Sicherheit grenzender Wahrscheinlichkeit, Fehlen vernünftiger Zweifel) bewiesen sein:

*   *Schädigendes (Unfall-)Ereignis* – (z. B. Sturz auf der Skipiste mit entsprechender Krafteinwirkung auf das Knie),
*   *Schadensbild* unmittelbar nach dem Ereignis (sog. Körper-Erstschaden, z. B. Riss des vorderen Kreuzbandes),
*   *Schaden* nach Abheilung bzw. stattgehabter Behandlung – (sog. Körper-Folgeschaden z. B. chronische Instabilität des Knies mit Muskelminderung und beginnender Arthrose),
*   *Vorschäden/Vorerkrankungen* – (z. B. vorbestehende VKB-Plastik aus Sportunfall vor 5 Jahren),

Im konkreten Beispiel des Skifahrers reicht es also nicht, dass nach dem Sturz Schmerzen im Knie angegeben werden. Es muss vielmehr der „Beweis" erbracht werden, dass tatsächlich das Kreuzband auch kaputtgegangen ist. Dies gelingt durch die klinisch ärztliche Untersuchung (Kniegelenkserguss mit Schubladenbewegung im Seitenvergleich) sowie eine kernspintomografische Untersuchung, die das frisch gerissene Band nebst Einblutung und „bone bruise" am Tibiakopf zeigt. Erst jetzt ist der sogenannte „Vollbeweis" des stattgehabten Schadens (der Wirkung) erbracht und Du kannst diesen Beweis (das Kreuzband ist tatsächlich frisch verletzt und gerissen) in Deinen gutachterlichen Überlegungen hinsichtlich der Kausalität mit einbeziehen.

Hierbei gelten dann – je nach Rechtsgebiet – unterschiedliche **Beweisregeln**. Das heißt, Du musst die Zusammenhänge der einzelnen bewiesenen Fakten (Sturzereignis/ Kreuzbandschaden/Vorschaden) in eine schlüssige Argumentationskette einbauen und dem Auftraggeber des Gutachtens darlegen, ob nun ein Kausalzusammenhang (mit der notwendigen Wahrscheinlichkeit des zugrunde liegenden Rechtsgebietes) besteht oder eben nicht. Im konkreten Beispiel: Was hältst Du als Gutachter für wahrscheinlicher: Der Folgezustand des Skifahrers (chronische Instabilität des Knies mit Muskelminderung und beginnender Arthrose) ist dem Unfallereignis (Sturz auf der Skipiste) bzw. dem resultierenden Schaden (Kreuzband-Re-Ruptur) zuzuordnen, oder doch eher dem Vorschaden (vorbestehende VKB-Plastik aus Sportunfall vor 5 Jahren)?

Im nächsten Schritt gilt es dann die juristischen Definitionen von „Wahrscheinlichkeit" aufzuarbeiten und die sind je nach Rechtsgebiet ebenfalls teilweise unterschiedlich. So muss beispielsweise im Zivil- und Verwaltungsrecht der Kausalzusammenhang zwischen Unfallereignis und Körper-Erstschaden im sog. *Vollbeweis* („volle Wahrscheinlichkeit") nachgewiesen werden, wohingegen im Sozialrecht (alle BG-Fälle!) dieser Zusammenhang nur mit „hinreichender Wahrscheinlichkeit" festzustellen ist.

In diesem Zusammenhang kann ich Dir zwei weitere „Spezialbegriffe" der Kausalität leider nicht ersparen: Die sog. haftungsbegründende und haftungsausfüllende Kausalität: Wenn der innere Zusammenhang zwischen Unfallereignis und Unfall-*Erst*schaden gegeben ist, spricht man von der haftungsbegründenden Kausalität.

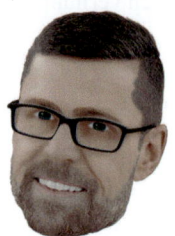

Rookie-Regel #27
Zusammenhang Unfall – Erstschaden = haftungsbegründende Kausalität

Wenn dann im nächsten Schritt auch der Zusammenhang zwischen Erst-Schaden und Folge-Schaden (welcher von Dir als Gutachter am Ende der Behandlung festgestellt wird) gegeben ist, sprechen wir von der haftungsausfüllenden Kausalität.

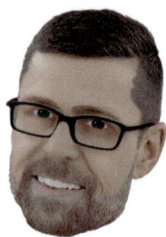

Rookie-Regel #28
Zusammenhang Erstschaden – Folgeschaden = haftungsausfüllende Kausalität

Uff – schwere Kost – aber bevor Du jetzt den Eindruck bekommst, doch erstmal 2 Semester Jura studieren zu müssen, bevor Du mit der Gutachterei anfangen kannst, wollen wir es an dieser Stelle gut sein lassen. (Immerhin handelt es sich hier um ein Gutachtenbuch für Einsteiger ☺)

Wichtig ist, dass Du Dir darüber im Klaren bist, dass je nach Rechtsgebiet die Beweisregeln bzw. die hieraus resultierenden Kausalitätsbetrachtungen unterschiedlich sind. Die Details kannst Du dann auch später noch in den entsprechenden Kapiteln der weiterführenden Gutachtenliteratur nachlesen. Immerhin wirst Du sicherlich Deine gutachterliche Karriere nicht mit einem Zusammenhangsgutachten für das Sozialgericht beginnen, sondern Dich vielmehr Schritt für Schritt „herantasten" und eher mit den einfacheren Formulargutachten der Gesetzlichen Unfallversicherung (Erstes und Zweites Rentengutachten) beginnen. In diesem Fällen stellt sich die Kausalitätsfrage nicht, da es normalerweise eindeutige Fälle sind. Hier besteht die klassische Aufgabe des Gutachters darin, eine valide Befunderhebung und einen Vorschlag zur MdE-Einschätzung vorzunehmen.

Lass mich abschließend versuchen, die genannten Prinzipien der Kausalitätsbetrachtung (und Deine Aufgabe als Gutachter hierbei) anhand einer kleinen Metapher zu verdeutlichen: Stell Dir also mal vor, Peter steht am Ufer eines reißenden Flusses mit einem Koffer in der Hand und möchte – samt seinem Gepäck – trockenen Fußes ans andere Ufer gelangen. Ein Boot für die Überfahrt steht leider nicht zur Verfügung und wäre aufgrund der Untiefen und der starken Strömung des Flusses zudem äußerst gefährlich. Erfreulicher Weise ist aber Baumaterial für eine Brücke vorhanden und – was für ein Glück – auch der erfahrene Brückenbauer Klaus, der zufällig gerade in der Nähe ist. Peter bittet also den Brückenbauer Klaus, für ihn eine Brücke über den Fluss zu bauen und ihn hierfür natürlich auch zu bezahlen. Die beiden einigen sich über den Preis und Klaus beginnt mit dem Brückenbau. Da die Distanz vom einen zum anderen Ufer für ein einzelnes Brückenteil zu groß ist, muss Klaus als erstes mehrere stabile Stützpfeiler im Flussbett fest und sicher verankern. Anschließend kann er dann mit einzelnen kurzen Bauteilen die Stützpfeiler miteinander verbinden und somit eine sichere Brücke über den Fluss bauen. Peter kann jetzt seinen Koffer nehmen und sicher über den reißenden Fluss zum anderen Ufer gelangen (Abb. 5.1).

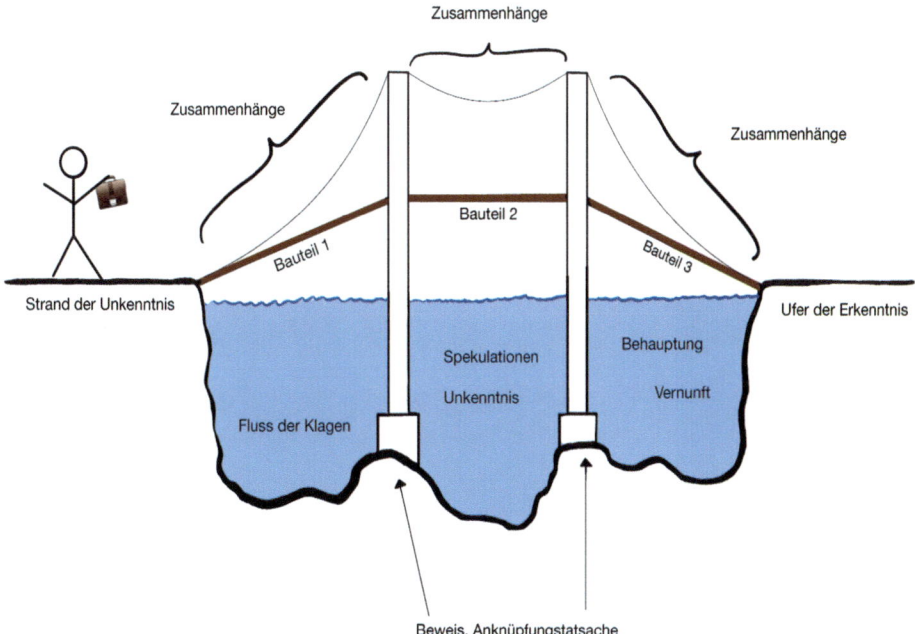

Abb. 5.1 Brücke der Erkenntnis. (© Félice Oberst, mit freundlicher Genehmigung)

Du hast den Gedanken dieser kleinen Geschichte natürlich durchschaut: Ein Auftraggeber (Versicherung, Gericht etc.) der von Medizin wenig bis keine Ahnung hat, steht mit
seinem „medizinischen Problem" (dem Koffer) am Ufer der Unkenntnis. Er möchte den
Fluss (Mit seinen Untiefen der Spekulation, Vermutung, Behauptung …) überqueren, um
sicher ans „Ufer der Erkenntnis" zu gelangen. Der Gutachter (Brückenbauer Klaus) sorgt
als erstes für stabile Stützpfeiler im Fluss (Das sind die Beweise, die nicht mehr in Zweifel
zu ziehenden Fakten) und verbindet diese Stützpfeiler anschließend mit einzelnen Bauteilen (das sind die jeweiligen Zusammenhänge zwischen den einzelnen Fakten) zu einer
stabilen Brücke und führt anschließend Peter sicher ans andere Ufer.

Du siehst, wir haben nicht zu viel versprochen. Die Überlegungen zur Kausalität sind
die „Königsdisziplin" der Begutachtung. Aber mache Dir zum jetzigen Zeitpunkt noch
nicht zu viele Gedanken! Die Überlegungen und Regeln zur Kausalität brauchen Zeit, bis
sie Dir „in Fleisch und Blut" übergegangen sind. Das geht nicht von heute auf morgen, und
ist sicherlich nicht mit dem einmaligen Durchlesen dieses Kapitels getan;-))

Literatur

Wikipedia: Zivilprozessordnung Deutschland https://de.wikipedia.org/wiki/Zivilprozessordnung_
    (Deutschland) (letzter Zugriff: 8.8.2023)
dejure.org: Zivilprozessordnung. https://dejure.org/gesetze/ZPO (letzter zugriff: 8.8.2023)

Rechtsgebiete

6

Michael Oberst, Jörg Schmidt und Friedemann Mettke

Inhaltsverzeichnis

> ▶ In diesem Kapitel möchten wir die verschiedenen Rechtsgebiete darstellen, innerhalb derer Du Dich – je nach Auftraggeber – bewegst. Es ist ein bedeutsamer Unterschied, ob ein und dasselbe Ereignis (z. B. ein Pkw-Unfall)

M. Oberst (✉)
Klinik für Orthopädie, Unfall- und Wirbelsäulenchirurgie, Ostalb-Klinikum Aalen,
Aalen, Deutschland

J. Schmidt
Institut für Rehabilitationsforschung und Personenschaden-Management (IRP), Medizinische
Hochschule Brandenburg Theodor Fontane, Berlin, Deutschland
e-mail: dr.med.joerg.schmidt@reha-assist.com

F. Mettke
Fachgebiet Urologie, Institut für Rehabilitationsforschung und Personenschaden. Management,
Medizinische Hochschule Brandenburg Theodor Fontane, Berlin, Deutschland
e-mail: friedemann.mettke@reha-assist.com

welches zu einer Verletzung (z. B. Beinbruch) geführt hat, vor den Bedingungen der Haftpflicht begutachtet werden muss oder den Bedingungen der Gesetzlichen oder der Privaten Unfallversicherung. In den verschiedenen Rechtsgebieten muss ein und dieselbe Unfallfolge in unterschiedlicher Definition und auch unter verschiedenen Überlegungen zur Kausalität betrachtet werden. Nach Durcharbeiten dieses Kapitels wirst Du in der Lage sein selbige zu erkennen und Dein Gutachten entsprechend der zugrunde liegenden Bestimmungen abzufassen.

6.1   Gesetzliche Unfallversicherung

Michael Oberst

> **Übersicht**
> - Rechtsgebiet: Sozialrecht,
> - Kausalitätstheorie: Relevanztheorie – Theorie der wesentlichen BedingungBeweisregeln:
> - Vollbeweis für Versicherungsstatus, äußeres Unfallereignis, Gesundheitserstschaden, Folgeschaden,
> - Überwiegende Wahrscheinlichkeit für die Zusammenhänge.

Die Gesetzliche Unfallversicherung ist ein Teil der Sozialversicherung in Deutschland, die rechtlichen Grundlagen sind im SGB VII (Sozialgesetzbuch VII) niedergelegt. Sie geht zurück auf das Unfallversicherungsgesetz aus dem Jahr 1884 und ist somit nach der ein Jahr zuvor eingeführten Krankenversicherung eine der ersten Versicherungen, die ein Staat jemals für Teile seiner Bürger in die Gesetzgebung aufgenommen hat. Cool, oder? In Deutschland sind die ersten Sozialversicherungen der Welt „erfunden" worden …

Verantwortlich hierfür zeichnete der damalige Reichskanzler Otto von Bismarck. Um zu verstehen, wie es damals zur Gründung dieser Versicherung gekommen ist, möchten wir an dieser Stelle einen ganz kleinen historischen Ausflug ins Zeitalter der industriellen Revolution machen. Die Zeit gegen Ende des 19. Jahrhunderts war geprägt durch die aufstrebende Großindustrie in Deutschland. Aus der Agrargesellschaft wurde ein Industriestaat. In Bergwerken, Steinbrüchen, auf Werften und Großfabriken verrichteten Millionen von Arbeitern tagtäglich harte schwere Arbeiten. Zu diesem Zeitpunkt waren Begriffe wie Arbeitssicherheit, Arbeitszeitgesetz oder Mitarbeitergesundheit noch nicht erfunden. Auch sonstige Sozialsysteme wie beispielsweise Arbeitervereine und Gewerkschaften waren bei weitem noch nicht flächendeckend etabliert und der einzelne kleine Arbeiter am Hochofen hatte gegenüber seinem Arbeitgeber praktisch keinerlei Schutz oder Rechte. Wenn es also in der Fabrik zu einem Arbeitsunfall kam, hatte der betroffene Arbeiter schlicht und ergreifend Pech. Er verlor seinen Arbeitsplatz und damit seine Erwerbsgrundlage. Seine Familie war von Armut und dem Gang ins Armenhaus bedroht.

Vor diesem Hintergrund gründeten sich in Deutschland die ersten Gewerkschaften und die sozialistischen Parteien (SPD, KPD) und an der einen oder anderen Stelle rumorte es in der Arbeiterschaft doch ganz erheblich. Reichskanzler Bismarck war weit davon entfernt, ein Sozialist oder Kommunist zu sein, aber er erkannte den sozialen Sprengstoff, der sich am Horizont abzeichnete. Deswegen erließ er das oben genannte Gesetz, wodurch Arbeiter in Bergwerken, Salinen, Steinbrüchen und anderen Großbetrieben gegen Arbeitsunfälle versichert wurden. Gleichzeitig wurden die entsprechenden Unternehmen und Fabriken verpflichtet, sogenannte Berufsgenossenschaften zu gründen, die sich aus den Beiträgen der Unternehmer finanzierten. Eben diese Berufsgenossenschaften übernahmen dann die Haftung für Arbeits- und Betriebsunfälle, praktisch stellvertretend für die Unternehmer und Firmen. Dieses Prinzip gilt bis heute und hat sich in den Grundzügen seit dieser Zeit nicht verändert. Es gilt: Für einen Arbeitsunfall (und auch eine Berufserkrankung) ist nicht die Krankenkasse, sondern die Berufsgenossenschaft (BG) zuständig und eben diese Berufsgenossenschaften werden zu 100 % durch die Beiträge der Unternehmen und Betriebe getragen – im großen Unterschied zur Gesetzlichen Krankenversicherung, bei der die Beträge jeweils zur Hälfte vom Arbeitnehmer bzw. vom Betrieb selbst übernommen werden.

Eine ganz besondere Bedeutung hat die Gesetzliche Unfallversicherung auch dadurch, dass im Gesetz verankert ist, dass die Versicherten „mit allen geeigneten Mitteln" nach einem Arbeitsunfall wieder zurück in die berufliche Situation gebracht werden sollen. Dies ist ein wichtiger Unterschied zu anderen Bereichen der Deutschen Sozialgesetzgebung! Im Bereich der Gesetzlichen *Kranken*versicherung ist in diesem Zusammenhang beispielsweise nur davon die Rede, dass die dort verordneten Maßnahmen „ausreichend, zweckmäßig und wirtschaftlich sind, sie dürfen das Maß des Notwendigen nicht überschreiten". Das ist ein großer Unterschied! Somit wird Dir an dieser Stelle auch klar, warum beispielsweise das Rezept über Krankengymnastik bei den Berufsgenossenschaften 10 Einheiten umfasst, und bei der gesetzlichen Krankenversicherung aber lediglich 6 Therapieeinheiten.

Rechtsgebiet
Wie oben bereits erwähnt, ist die Gesetzliche Unfallversicherung ein Teil der Sozialversicherung und im SGB VII verankert. Wir befinden uns also im Sozialrecht. Es gelten also die vom Gesetzgeber festgelegten Regeln. Damit lässt sich auch an dieser Stelle schon mit einem weit verbreiteten Fehlglauben aufräumen: Auf die Frage „Was ist ein Arbeitsunfall?" erhält man in der Regel die Antwort „Na, wenn bei der Arbeit ein Unfall passiert ist". Auch wenn natürlich in vielen Fällen ein Unfall, der während der Arbeit passiert, unter die Bestimmungen des SGB VII fällt, ist diese Antwort nicht korrekt. Die korrekte Antwort lautet vielmehr: *„Ein Arbeitsunfall ist das, was der Gesetzgeber im Sozialgesetzbuch VII als Arbeitsunfall definiert hat"*. Du wirst erstaunt sein, was sich hierdurch im Ein-

zelfall für interessante Konsequenzen hinsichtlich der Frage Arbeitsunfall, ja oder nein, ergeben. Ein ganz elementarer Teil der Gesetzlichen Unfallversicherung ist es, eben genau diese Frage zu beantworten und hierfür wird – Du ahnst es – hin und wieder die Expertise des medizinischen Gutachters benötigt.

Gehen wir also Schritt für Schritt vor und klären zuerst einmal, was der Gesetzgeber als Voraussetzungen für einen Arbeitsunfall definiert hat.

Die versicherte Person

Selbstverständlich braucht es bei einem Arbeitsunfall eine Person, die tatsächlich dem Schutz des Gesetzes unterliegt und damit in die Zuständigkeit der Gesetzlichen Unfallversicherung fällt. Jeder Betrieb in Deutschland ist *verpflichtet*, seine Mitarbeiter über die Berufsgenossenschaften oder die Unfallkassen (Die Unfallkassen sind das Äquivalent der Berufsgenossenschaften für den Bereich der öffentlichen Verwaltung) gesetzlich zu versichern.

Freiwillig kann sich auch der Unternehmer selbst, z. B. der niedergelassene Arzt oder der Malermeister mit seinem kleinen 3-Mann-Betrieb, in der Gesetzlichen Unfallversicherung versichern. Schon an dieser Stelle kann somit der „Teufel im Detail" stecken: Der angestellte Malergeselle im o. g. 3-Mann-Betrieb stürzt von der Leiter und bricht sich das Handgelenk. Er ist „automatisch" gesetzlich unfallversichert, da sein Chef für ihn bei der zuständigen Berufsgenossenschaft Beiträge bezahlen muss. Wenn aber der Malermeister selbst von der Leiter stürzt, und sich nicht freiwillig bei der BG versichert hat, ist für diesen Sturz bzw. die Behandlung des Handgelenkbruches die Gesetzliche Krankenversicherung zuständig.

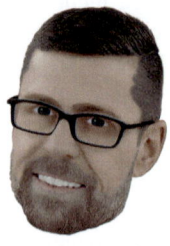

Rookie-Regel #29
Erste Voraussetzung für das Vorliegen eines Arbeitsunfalles ist die „versicherte Person".

Die versicherte Tätigkeit

Es ist ziemlich logisch, dass ein Arbeiter in seiner Fabrik während seiner Tätigkeit in der Fabrik den Schutz der Gesetzlichen Unfallversicherung genießt. Das ist genau Sinn und Zweck des Gesetzes. Solange der Arbeiter also seiner beruflichen Tätigkeit nachgeht und hierbei einen Unfall erleidet ist er durch die Gesetzliche Unfallversicherung geschützt. Wo aber beginnt bzw. wo endet die „berufliche Tätigkeit"? Ist der Gang zur Toilette (außerhalb der Mittagspause) noch Teil der beruflichen Tätigkeit? Was, wenn der Arbeiter eben auf jenem Toilettengang auf nassem Boden ausrutscht und sich hierbei die Hand bricht? Ist jetzt die Berufsgenossenschaft zuständig oder nicht? Wir merken uns also, als Rookie-Regel #30: Versicherungsschutz der Gesetzlichen Unfallversicherung besteht nur für die

tatsächliche berufliche Tätigkeit und nicht für die sog. „privatwirtschaftliche Tätigkeit".
Ob eine versicherte Tätigkeit vorliegt, entscheidet allerdings nicht der ärztliche Gutachter,
sondern der zuständige Versicherungsträger bzw. das Gericht.

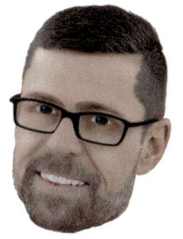

Rookie-Regel #30
Versicherungsschutz gilt nur während der konkreten beruflichen
(„versicherten") Tätigkeit.

Das Unfallereignis
Du wunderst Dich, warum etwas derart Offensichtliches wie ein Unfall an dieser Stelle
extra aufgeführt wird? Das ist doch logisch, oder? Nun ja, wie sollen wir den Begriff Unfall eigentlich definieren? Wenn jemand von der Leiter stürzt und sich hierbei das Handgelenk bricht, ist die Sache eindeutig. Was ist aber, wenn ein Schweißer zu faul war, seine
Schutzbrille aufzuziehen und nach 4 h schweißen plötzlich nicht mehr richtig sehen kann?
War das dann auch ein „Unfall"? Was, wenn der junge Auszubildende in der Schlosserei
erstmals im Leben einen ganzen Tag lang mit der Feile einen Metallblock bearbeitet hat
und am Abend dann heftigste Schmerzen am Unterarm entwickelt und sich am nächsten
Morgen mit einer schweren Sehnenscheidenentzündung beim Arzt vorstellt? War das auch
ein Unfall? Wie Du sieht, die Sache kann kompliziert werden. Nach § 8 SGB VII ist in der
Gesetzlichen Unfallversicherung der Unfall wie folgt definiert: „Unfälle sind zeitlich be-
grenzte, von außen auf den Körper einwirkende Ereignisse, die zu einem Gesundheitsschaden oder zum Tot führen." Wenn Du also gutachterlich zu klären hast, ob ein Unfall
stattgefunden hat oder nicht, stelle Dir zunächst immer die Fragen nach einem zeitlich be-
grenzten und von außen (in der Regel plötzlich und unfreiwillig) auf den Körper einwir-
kenden Ereignisses.

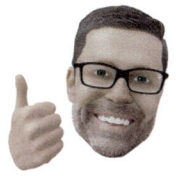

Rookie-Regel #31
Ein Unfall ist ein zeitlich begrenztes, von außen (in der Regel plötzlich
und unfreiwillig) auf den Körper einwirkendes Ereignis, welches zu
einem Schaden führt.

Auch hierzu ein Beispiel: Ein Maler erleidet beim Arbeiten auf der Leiter einen Herzinfarkt. Aufgrund der kurzfristigen stark verschlechterten Pumpfunktion des Herzens ver-
liert er das Bewusstsein und stürzt von der Leiter aus 30 cm Höhe zu Boden und zieht sich
hierbei einen Bruch des Handgelenkes zu. War das jetzt ein Arbeitsunfall? Nein. Der
Grund für den Sturz war kein „von außen auf den Körper einwirkendes Ereignis", sondern
eine sog. „innere Ursache" nämlich der Herzinfarkt. Somit ist in diesem Falle die Kran-

kenversicherung selbstverständlich nicht nur für die Behandlung des Herzinfarktes, sondern auch für die Behandlung der Radiusfraktur zuständig. Falls genau der gleiche Sturz von der Leiter allerdings aufgrund einer Unachtsamkeit oder eines Wegrutschens der Leiter passiert, ist die Gesetzliche Unfallversicherung für die Behandlung und auch für die evtl. Unfallfolgen nach der distalen Radiusfraktur zuständig.

Der Gesundheitserstschaden

„Von außen auf den Körper einwirkende Ereignisse" passieren tagtäglich zu tausenden. Der Zimmermann auf der Baustelle verfehlt den Nagel und haut sich mit dem Hammer auf den Daumen. Der Maurer verfehlt den letzten Tritt beim Absteigen von der Leiter und setzt sich auf den „Hosenboden". Der Versicherungsvertreter ist mit seinem Auto auf dem Weg zum nächsten Kunden und übersieht den in der Fahrzeugkolonne vor ihm bremsenden Wagen und es kommt zum Auffahrunfall. Gott sei Dank allerdings passiert in den meisten Fällen nichts. Der Zimmermann schüttelt den Daumen aus und arbeitet weiter, der Gipser steht wieder auf, klopf sich die Hose ab und kann ebenfalls seine Tätigkeit fortführen. Beim Auffahrunfall des Versicherungsvertreters ist nur geringer Blechschaden entstanden und niemandem ist etwas passiert.

Ein ganz wichtiger Baustein für einen Arbeitsunfall ist somit, dass tatsächlich nach dem Unfall auch ein *Gesundheits-Erstschaden* entstanden ist. Mit anderen Worten: Es ist auch tatsächlich etwas passiert, es ist am Körper des Versicherten etwas „kaputt" gegangen. Dies ist ein elementarer und wichtiger Schritt im Bereich der Gesetzlichen Unfallversicherung. Es genügt also nicht, dass eine versicherte Person während ihrer versicherten Tätigkeit ein äußeres Ereignis erleidet, zum Arbeitsunfall wird das ganze erst dann, wenn sich aus diesem Ereignis auch tatsächlich ein nachweisbarer objektiver Gesundheitsschaden eingestellt hat. Diesen ersten inneren Zusammenhang – und Du merkst, jetzt sind wir bereits mitten in den Kausalitätsüberlegungen – nennt man die sog. haftungsbegründende Kausalität (vgl. Rookie-Regel #27! – Du erinnerst Dich an die Brücke von Klaus, dem Brückenbauer im Kap. 5? Die haftungsbegründende Kausalität ist das Bauteil zwischen dem Ufer der Unkenntnis und dem ersten Stützpfeiler der Brücke – dem Gesundheitserstschaden!)

Die haftungsbegründende Kausalität muss erfüllt sein, damit die oben genannte Definition des Gesetzgebers für einen Arbeitsunfall greift. Ab diesem Moment ist also die Gesetzliche Unfallversicherung – vertreten durch die Berufsgenossenschaften/Unfallkassen – zuständig. Alle jetzt folgenden Maßnahmen (ärztliche Behandlung, ggf. Operationen, stationäre Krankenhausbehandlungen, nachfolgende Physiotherapie etc.) gehen ab diesem Zeitpunkt zu Lasten der Gesetzlichen Unfallversicherung (und nicht zu Lasten der Krankenversicherung) und genau an dieser Stelle greifen auch die oben genannten „alle geeigneten Mittel", um die verletzte Person wieder gesund zu machen und wieder ins Arbeitsleben zu integrieren.

Für diesen wichtigen Punkt des Gesundheitserstschadens (haftungsbegründende Kausalität) merken wir uns eine weitere Rookie-Regel.

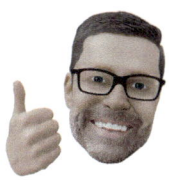

Rookie-Regel #32
Wenn es einen Mord (äußeres Ereignis) gegeben haben soll, muss es auch eine Leiche (einen Gesundheitsschaden) geben.

Diese etwas drastische Formulierung soll nochmals die Wichtigkeit dieses tatsächlich konkreten Erstschadens durch das äußere Ereignis hervorheben: Ein Arbeitsunfall nach den gesetzlichen Bestimmungen liegt nur dann vor, wenn das Ereignis tatsächlich auch einen nachweisbaren Gesundheitsschaden (physisch oder psychisch!!) angerichtet hat. (Mit anderen Worten: Ein Mord kann nur passiert sein, wenn es auch eine Leiche gibt!) Wenn sich dieser Gesundheitserstschaden nicht eindeutig (im Vollbeweis!) nachweisen lässt (z. B. sog. „Schleudertrauma" der Halswirbelsäule bei einem Auffahrunfall mit lang-jährigen chronischen Nackenschmerzen, ohne dass jemals ein Schaden an der Halswirbel-säule hat nachgewiesen werden können), liegt per Definition eben *kein* Arbeitsunfall vor.

Der Unfallfolgeschaden

Arbeitsunfälle passieren viel und häufig. Im günstigen Fall ist es „nur" eine schwere Prel-lung mit oberflächlichem Hämatom. Es können natürlich aber auch Brüche, Sehnenrisse oder Ausrenkungen von Gelenken stattfinden. Trotzdem hat es die Natur erfreulicherweise so eingerichtet, dass eine Vielzahl von Verletzungen wieder folgenlos abheilen. Leider gibt es aber natürlich auch Fälle, bei denen es nicht zu folgenlosen Ausheilungen, der sog. „Restitutio ad integrum" kommt. Wenn es also nach einem Arbeitsunfall und entsprechen-der Behandlung („mit allen geeigneten Mittenl!") nicht zu einer völligen Heilung kommt, findet sich somit ein Unfall*folge*schaden. Sofern dieser schlüssig und kausal auf das Un-fallereignis und die erste Verletzung zurückzuführen ist, spricht man von der haftungsaus-füllenden Kausalität (vgl. Rookie-Regel #28!).

Aber Vorsicht, Du merkst schon anhand der etwas ausschweifenden Formulierung, dass auch hier der Teufel im Detail steckt: Was ist zum Beispiel, wenn ein Heilungsverlauf nach Arbeitsunfall durch einen zweiten Unfall (diesmal privat) an genau derselben Stelle verkompliziert wird? Was, wenn es aufgrund der vorbestehenden chronischen Durchblu-tungsstörung eines Unterschenkels und vorbestehendem Diabetes mellitus zu Wundhei-lungsproblemen nach einer banalen Schnittverletzung (als Arbeitsunfall) kommt und letzt-lich das Bein amputiert werden muss? Ist dann auch die gesetzliche Unfallversicherung zuständig? Genau solchen Fragen musst Du Dich als Gutachter im Bereich der DGUV stellen.

Kommen wir nun zu einer weiteren Besonderheit im Bereich der Gesetzlichen Unfall-versicherung. Wenn nach einem Arbeitsunfall am Ende tatsächlich eine dauerhafte Funk-tionseinbuße resultiert, hat diese Person nachweislich durch den Arbeitsunfall einen Nach-teil auf dem Allgemeinen Arbeitsmarkt. Eine gewisse Körperfunktion ist nicht mehr zu

100 % gegeben, und die Person hat dadurch gegenüber allen „Mitbewerbern" auf dem Allgemeinen Arbeitsmarkt selbstverständlich einen Nachteil (Beispiel: Ein Gipser, der durch einen Arbeitsunfall den Unterschenkel verloren hat und jetzt auf eine Unterschenkelprothese angewiesen ist, kann nicht mehr auf Gerüste klettern und Außenwände an Hausfassaden verputzen. Als Gipser kann er im Innenbereich tätig sein oder Verwaltungsarbeit im Gipserbetrieb durchführen. Er hat also gegenüber einem „gesunden Gipser" einen erheblichen Nachteil auf dem Allgemeinen Arbeitsmarkt).

Diesen Nachteil nennen wir „Minderung der Erwerbsfähigkeit", das bedeutet, die Fähigkeit eines Menschen, sich auf dem freien Arbeitsmarkt (sog. Allgemeiner Arbeitsmarkt) ein Auskommen, sprich eine berufliche Anstellung, zu finden, ist gemindert. Diese Minderung wird in Prozent angegeben. Sofern also nach einem Unfall dauerhaft eine sog. Minderung der Erwerbsfähigkeit vorliegt, muss selbige ärztlich bzw. gutachterlich festgestellt werden. Sobald diese Minderung 20 % und mehr ergibt, bezahlen die Berufsgenossenschaften einen finanziellen Ausgleich an die betroffene Person, eine sog. Unfallrente. Diese Rente soll dem Unfallverletzten einen Ausgleich schaffen, für den Nachteil, den er durch die Verletzung auf dem Allgemeinen Arbeitsmarkt erlitten hat.

An dieser Stelle ein wichtiger Hinweis: Wie schon gesagt, geht es um den sog. „Allgemeinen Arbeitsmarkt" – dies ist natürlich eine sehr abstrakte Formulierung. Wer oder was ist der Allgemeine Arbeitsmarkt? Klar ist, dass sich der Allgemeine Arbeitsmarkt im Vergleich zu den Zeiten der Einführung der Unfallversicherung durch Bismarck doch ganz erheblich gewandelt hat. Die damals weit verbreiteten Tätigkeiten in der Großindustrie und in der Landwirtschaft sind mehr und mehr den klassischen „Bürojobs" gewichen. Der Allgemeine Arbeitsmarkt sieht heute sicherlich anders aus als vor 100 Jahren. Unabhängig davon wird allerdings auch klar, dass der zuständige Versicherungsträger (die BG) sich bei seinen Rentenleistungen selbstverständlich nicht bei jedem Einzelfall um die konkreten Auswirkungen der Unfallfolgen kümmern kann. Deswegen wird der abstrakte Schadensausgleich (Rente) praktiziert anhand von sog. MdE-Tabellen (MdE-Erfahrungswerte). So ergibt z. B. der Verlust eines Unterschenkels eine MdE (Minderung der Erwerbstätigkeit) von 40 %, *unabhängig* vom konkreten Beruf des Verletzten. Der oben bereits erwähnte Gipser mit Unterschenkelamputation kann wahrscheinlich in seinem Beruf nicht mehr weiterarbeiten. Er bekommt aber genau die gleiche Unfallrente (nämlich 40 %) wie der Mitarbeiter im Call-Center, der nach Ende der Behandlung selbstverständlich wieder 8 h am Tag im Call-Center am Computer sitzen kann und seine Tätigkeit vollumfänglich wieder durchführen kann wie vor seinem Unfall. Das klingt im ersten Moment vielleicht etwas unfair, ist aber ein Grundprinzip des abstrakten Schadensausgleichs in der GUV. Ein und die gleiche Verletzung führt immer zur gleichen MdE.

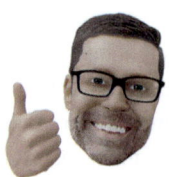

Rookie-Regel #33
Wenn ein Arbeitsunfall dauerhafte Folgen bei einer versicherten Person hinterlässt, werden selbige vom Arzt/Gutachter als „Minderung der Erwerbsfähigkeit" in % eingeschätzt.

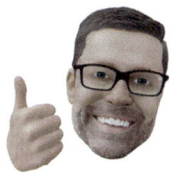

Rookie-Regel #34
Ab einer Minderung der Erwerbsfähigkeit von 20 % oder größer bezahlen die Berufsgenossenschaften/Unfallkassen eine Unfallrente als Ausgleich für den unfallbedingt verschlossenen Teil des Allgemeinen Arbeitsmarktes.

Selbstverständlich musst Du nicht für jeden Einzelfall selbst überlegen, wie hoch denn eine MdE konkret in % einzuschätzen ist. Hierzu gibt es entsprechende Richtlinien und Listen, die Du in den gängigen Standardwerken der Begutachtung findest. Im Bereich der Gesetzlichen Unfallversicherung sind hier z. B. zu nennen „Der Unfallmann" (Ludolph 2023) oder „Arbeitsunfall und Berufskrankheit" (Schönberger et al. 2017). Wenn Du Dich also künftig öfters mit dem Thema der Begutachtung beschäftigen wirst, gehört das eine oder andere Standardwerk spätestens jetzt auf den Wunschzettel für Ostern, Weihnachten oder Deinen nächsten Geburtstag ;-).

Zusammenfassung
So, ich hoffe Du hast bis hierhin die vielen Einzelgrundlagen und Bedingungen soweit verstanden, die es im Bereich der Gesetzlichen Unfallversicherung zu berücksichtigen gibt. Außerdem hast Du Dich im Kap. 3 mit den allgemeinen Kausalitätsregeln vertraut gemacht. Wenn Du nun also aufgefordert wirst, Dich im Rahmen der Gesetzlichen Unfallversicherung zur Kausalität einer stattgehabten versicherten Tätigkeit für einen Gesundheitsschaden zu äußern, hilft es, sich an dem Schema in Abb. 6.1 zu orientieren.

Die 4 Kugeln in der oberen Reihe müssen jeweils im Vollbeweis erbracht sein! (Unsere Stützpfeiler im Fluss aus der Geschichte in Kap. 3 ☺) Die 3 Kugeln in der unteren Reihe sind die jeweiligen Zusammenhänge (die Brückenbauteile aus Kap. 3 ☺) die mit „hinreichender Wahrscheinlichkeit" nachzuweisen sind.

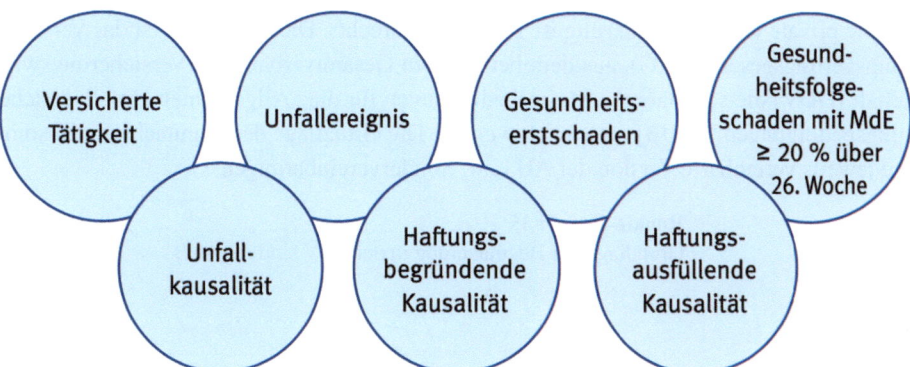

Abb. 6.1. Beweisanforderungen und Wahrscheinlichkeit. (Aus: Grundlagen der Begutachtung von Arbeitsunfällen – Erläuterung für Sachverständige – DGUV; mit Genehmigung der DGUV)

Ich hoffe, Du konntest diesen teilweise doch etwas abstrakten Überlegungen bisher einigermaßen folgen. Selbstverständlich sprengt es den Rahmen dieses Buches, eine vollumfassende Darstellung der Bestimmungen eines ganzen Sozialgesetzbuches darzustellen. Ich hoffe aber, in einer ersten Annäherung die Grundprinzipien einigermaßen vernünftig erklärt zu haben. Selbstverständlich musst Du Dich im Weiteren noch intensiver mit den entsprechenden Büchern und Literaturstellen befassen. Du wirst in Deiner gutachterlichen Karriere auch sicherlich nicht gleich mit einem Zusammenhangsgutachten für ein Sozialgericht beginnen, sondern mit den gängigen Formulargutachten der Gesetzlichen Unfallversicherung im Sinne des Ersten und Zweiten Rentengutachtens. In diesen Fällen stellt sich die Kausalitätsfrage nicht., da es in aller Regel eindeutige Fälle sind. Hier besteht die klassische Aufgabe des Gutachters darin, eine valide MdE-Einschätzung vorzunehmen. Mit der Zeit wirst Du dann eine gewisse Routine entwickeln und Dich dann peu à peu auch den komplizierteren (Zusammenhangs-)Fällen widmen.

6.2   Private Unfallversicherung (PUV)

Jörg Schmidt

> **Übersicht**
> - Rechtsgebiet: Zivilrecht
> - Kausalitätstheorie: Adäquanztheorie
> - Beweisregeln:
> - Vollbeweis für Unfallereignis und Erst-Gesundheitsschädigung
> - Beweiserleichterung für den Folgeschaden
> - Vollbeweis bzw. Beweiserleichterung für die Zusammenhänge

Ein paar trockene Fakten kann ich Dir nicht ersparen.

Die private Unfallversicherung ist Teil des Zivilrechts. Die Grundlage ist das Versicherungsvertragsgesetz (VVG), aus dem heraus vom Gesamtverband der Versicherungswirtschaft (GDV) die sogenannten Musterbedingungen für die „Allgemeinen Unfallversicherungsbedingungen" (AUB) entwickelt werden. Die Grundlage der Begutachtung ist somit die jeweils vereinbarte Version der AU bzw. Sondervereinbarungen.

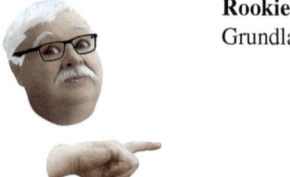

Rookie-Regel #35
Grundlage der Begutachtung in der PUV sind die AUB!

Es ist also so, dass der Gesamtverband der Deutschen Versicherungswirtschaft Musterbedingungen entwickelt. Bei den Verträgen zur PUV handelt es sich aber um einzelvertragliche Regelungen. Aus dem Grund haben die einzelnen Versicherungsgesellschaften das Recht, die Vertragsbedingungen so anzupassen, wie sie meinen, um auf dem Markt die beste Figur abzugeben und die meisten Kunden für ihr Versicherungsprodukt zu gewinnen.

Die einzelnen Vertragsbedingungen bekommen wir als Gutachter aber nur selten zu Gesicht. Uns ist es auch bei der Einschätzung der Unfallfolgen ganz gleich, welche vertraglichen Einzelregelungen der Proband mit der Versicherung abgeschlossen hat. Wir richten uns in der Regel nach den aktuellen Musterbedingungen, es sei denn, der Auftraggeber teilt uns die vereinbarten Musterbedingungen bzw. die vereinbarten Sonderbedingungen mit. Dabei haben wir aber ein großes Glück: Die Kernthemen der AUB für den ärztlichen Gutachter haben sich in den letzten 35 Jahren nicht geändert. Deshalb können wir auch dieses Thema entspannt angehen.

Keine Angst, Du musst jetzt nicht die ganzen AUB durchlesen! Das Wichtigste habe ich im Weiteren zitiert und natürlich auch erklärt.

Unfallbegriff (AUB 2020)

Übersicht
Ein Unfall liegt vor, wenn die versicherte Person durch

- ein plötzlich von außen auf ihren Körper wirkendes Ereignis (Unfallereignis)
- unfreiwillig eine Gesundheitsschädigung

erleidet.

Die Definition des Unfallbegriffs in der AUB basiert auf dem § 178 des Versicherungsvertragsgesetzes. Dort heißt es unter Absatz 2:

(2) ¹Ein Unfall liegt vor, wenn die versicherte Person durch ein plötzlich von außen auf ihren Körper wirkendes Ereignis unfreiwillig eine Gesundheitsschädigung erleidet. ²Die Unfreiwilligkeit wird bis zum Beweis des Gegenteils vermutet. (…)

Du musst nachweisen, dass ein Unfall stattgefunden hat und dass die zu dem Unfallmechanismus passenden Verletzungen die Folge waren (Adäquanztheorie). Das hast Du aber schon im Kap. 5 gelernt.

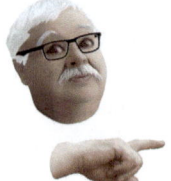

Rookie-Regel #36
Der Unfallmechanismus muss „adäquat" sein, nicht aber „relevant"!

Erweiterter Unfallbegriff (Deckungserweiterung, AUB 2020)

> **Übersicht**
> Als Unfall gilt auch, wenn sich die versicherte Person durch eine erhöhte Kraftanstrengung
>
> - ein Gelenk an Gliedmaßen oder der Wirbelsäule verrenkt,
> - Muskeln, Sehnen, Bänder oder Kapseln an Gliedmaßen oder der Wirbelsäule zerrt oder zerreißt.
>
> Meniskus und Bandscheiben sind weder Muskeln, Sehnen, Bänder noch Kapseln. Deshalb werden sie von dieser Regelung nicht erfasst.
> Eine erhöhte Kraftanstrengung ist eine Bewegung, deren Muskeleinsatz über die normalen Handlungen des täglichen Lebens hinausgeht. Maßgeblich für die Beurteilung des Muskeleinsatzes sind die individuellen körperlichen Verhältnisse der versicherten Person.

An dieser Definition des erweiterten Unfallbegriffs siehst Du, dass es jetzt für Dich spannend wird. Was ist denn eine erhöhte Kraftanstrengung? Wie kommt diese Kraftanstrengung denn zustande? Es gibt kaum einen Begriff in der Privaten Unfallversicherung, der mehr zu juristischen Auseinandersetzungen führte wie dieser erweiterte Unfallbegriff. Ist denn z. B. eine Zusammenhangstrennung der Rotatorenmanschette versichert, wenn der Proband einfach einen Eimer hochgehoben hat? Ist denn die Zusammenhangstrennung der Achillessehne bei einem Fußballer versichert, wenn er zu einem Sprint in den Strafraum ansetzt?

Das sind die Fragen, mit denen man sich beschäftigen muss. Um uns da zu helfen, hat mal ein findiger Jurist den Begriff „Kollision mit der Umwelt" geprägt.

Was heißt das? Er meint damit, dass eine **unwillkürliche** Kraftanstrengung stattgefunden hat. Also nicht das **willentliche** Ansetzen zu einem Sprint verursacht eine Achillessehnenruptur, sondern wenn Du läufst und versehentlich in ein Loch hineintrittst oder auf der Bordsteinkante wegknickst und ins Straucheln kommst. Die Achillessehnenruptur, die dabei entstanden ist, zeigt die Merkmale einer unwillkürlichen Kraftanstrengung und ist damit durch den erweiterten Unfallbegriff gedeckt. Das einfache Anheben eines Eimers ist eine **willentliche** Anstrengung, die nicht zu einer Rotatorenmanschettenruptur führen kann. Allerdings kann das reflexartige Festhalten an einer Stange, z. B. bei einem bremsenden Bus und dem unwillkürlichen erheblichen Längszug des Arms, als „Kollision mit der Umwelt" gewertet werden und ist damit durch den erweiterten Unfallbegriff abgedeckt. An diesen Beispielen siehst Du, dass die exakte Beschreibung des Unfallhergangs bei der Beurteilung dieser Besonderheit der privaten Unfallversicherung von einer ausschlaggebenden Bedeutung ist. Schaue immer nach, was der Proband bei der ärztlichen Erstvorstellung berichtet hat! Sehr oft ist das unterschiedlich zu dem, was er Dir bei der Anamnese im Gutachten berichtet. Achte darauf!

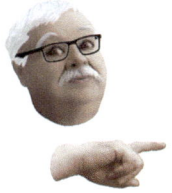

Rookie-Regel #37
Achte bei dem erweiterten Unfallbegriff immer auf die
Unwillkürlichkeit des Krafteinsatzes!

So, jetzt hast Du geklärt, ob wirklich ein Unfall vorgelegen hat. Wenn dieser Unfall dann tatsächlich auch eine Unfallfolge hinterlassen hat. tritt die sog. Invalidität ein:

Invalidität (AUB 2020)

Übersicht
Die versicherte Person hat eine Invalidität erlitten.
    Eine Invalidität liegt vor, wenn unfallbedingt

- die körperliche oder geistige Leistungsfähigkeit
- dauerhaft

beeinträchtigt ist.
    Dauerhaft ist eine Beeinträchtigung, wenn

- sie voraussichtlich länger als drei Jahre bestehen wird und
- eine Änderung dieses Zustands nicht zu erwarten ist.

Was hier geschrieben ist, ist soweit klar. Die Dreijahresfrist, die Du hier auch wieder liest, ist Dir aus dem BG-lichen Heilverfahren bekannt (Abschn. 6.1). Das beruht auf der allgemeinen ärztlichen Erfahrung, dass spätestens nach drei Jahren in der Regel ein Endzustand der Verletzungsfolgen eingetreten ist.

Eine Überraschung hat die AUB aber trotzdem für Dich. Du musst nachweisen, dass die erlittenen Unfallfolgen auch innerhalb von zwölf Monaten tatsächlich noch bestehen bleiben. Das bedeutet, dass der Versicherungsschutz durch die private Unfallversicherung nur bei solchen Verletzungen eintritt, die mindestens zwölf Monate lang auch tatsächlich zu einer Invalidität führen. Dies nennt man „Anwartschaft". Das macht auch Sinn: Damit soll verhindert werden, dass Prellungen, Distorsionen oder ähnliche nichtstrukturelle Verletzungen begutachtet werden müssen, da diese folgenlos ausheilen und damit für den Rest des Lebens keine Einschränkungen hervorrufen. Ein Klassiker hierfür ist die HWS-Distorsion. Eine HWS-Distorsion, die keine strukturellen Schäden an der Halswirbelsäule (HWS) hervorruft, ist nach der Literatur nach spätestens drei Monaten folgenlos ausgeheilt.

Eintritt und ärztliche Feststellung der Invalidität

Übersicht
Die Invalidität ist innerhalb von 15 Monaten nach dem Unfall

- eingetreten und
- von einem Arzt schriftlich festgestellt worden.

Ist eine dieser Voraussetzungen nicht erfüllt, besteht kein Anspruch auf Invaliditätsleistung.

Daraus ergibt sich in der PUV eine dreistufige Überprüfung. In Abb. 6.2 kannst Du das noch einmal nachlesen. Es geht also darum, dass Du klärst, ob

1. ein Unfall vorgelegen hat,
2. die Unfallfolgen länger als ein Jahr bestehen bleiben und
3. eine dauerhafte Invalidität über die drei Jahre hinaus eintritt.

Zu dem Thema Mitwirkung kommen wir später noch.

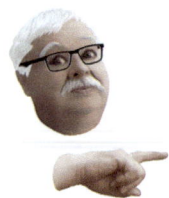

Rookie-Regel #38
Denke dran, in der PUV immer die drei Stufen der Kausalitätsprüfung abzuarbeiten.

So, jetzt ist das Vorgeplänkel vorbei. Wenn Du einen Probanden untersucht hast und Funktionseinbußen festgestellt hast, kommt jetzt der spannende Bereich: Wie schätze ich das ein?

In der AUB gibt es dafür ganz klar Vorgaben, die sich auch in den letzten 35 Jahren nicht geändert haben und an die wir uns halten.

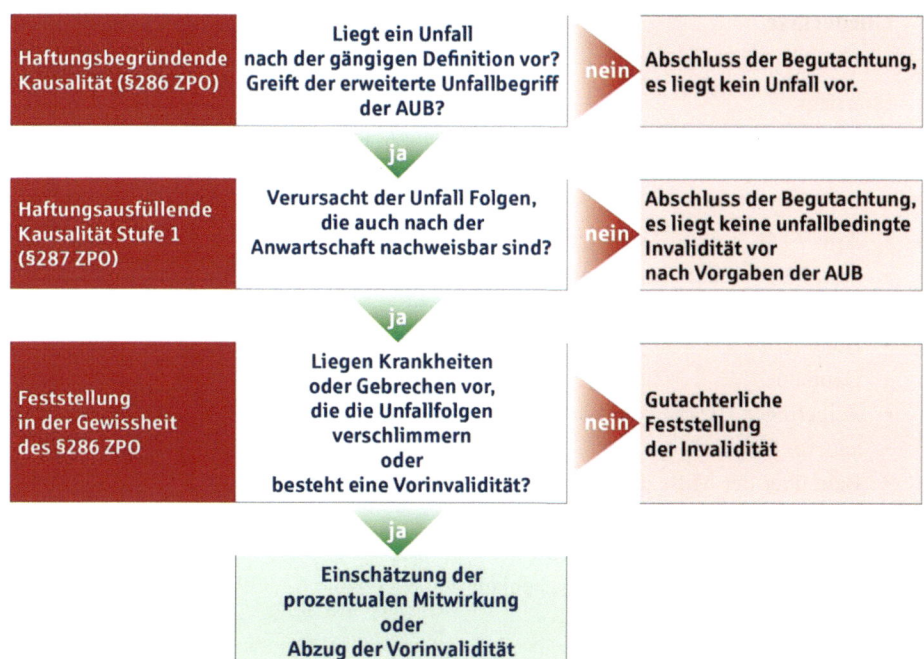

Abb. 6.2 3-Stufige Kausalitätsprüfung in der PUV.. *AUB* Allgemeine Unfallversicherungsbedingungen, *ZPO* Zivilprozessordnung … (Mit Genehmigung von IRP) **Quelle:** J. Schmidt, I. Schmidt Mitwirkung unfallfremder Krankheiten und Gebrechen in der Begutachtung für die private Unfallversicherung Unfallchirung 2019. 122:823–828

In der PUV müssen wir unterscheiden zwischen Verletzungen, die durch die sog. Gliedertaxe abgebildet sind und solche, die es nicht sind.

Zur Gliedertaxe sind die Vorgaben der AUB 2020 wie folgt: :

Bemessung des Invaliditätsgrads, Zeitraum für die Bemessung

> **Übersicht**
> Der Invaliditätsgrad richtet sich
>
> - nach der Gliedertaxe, sofern die betroffenen Körperteile oder Sinnesorgane dort genannt sind,
> - ansonsten danach, in welchem Umfang die normale körperliche oder geistige Leistungsfähigkeit dauerhaft beeinträchtigt ist.
>
> Maßgeblich ist der unfallbedingte Gesundheitszustand, der spätestens am Ende des dritten Jahres nach dem Unfall erkennbar ist. Dies gilt sowohl für die erste als auch für spätere Bemessungen der Invalidität.

Gliedertaxe

Übersicht

Bei Verlust oder vollständiger Funktionsunfähigkeit der folgenden Körperteile oder Sinnesorgane gelten ausschließlich die hier genannten Invaliditätsgrade.

- Arm 70 %
- Arm bis oberhalb des Ellenbogengelenks 65 %
- Arm unterhalb des Ellenbogengelenks 60 %
- Hand 55 %
- Daumen 20 %
- Zeigefinger 10 %
- anderer Finger 5 %
- Bein über der Mitte des Oberschenkels 70 %
- Bein bis zur Mitte des Oberschenkels 60 %
- Bein bis unterhalb des Knies 50 %
- Bein bis zur Mitte des Unterschenkels 45 %
- Fuß 40 %
- große Zehe 5 %
- andere Zehe 2 %
- Auge 50 %
- Gehör auf einem Ohr 30 %
- Geruchssinn 10 %
- Geschmackssinn 5 %

Bei Teilverlust oder teilweiser Funktionsbeeinträchtigung gilt der entsprechende Teil der genannten Invaliditätsgrade.

Ich glaube, hier drückt sich die AUB ziemlich verständlich aus. Du kannst also sehen, dass bestimmte Gliedmaßen für ihren vollständigen Funktionsausfall oder Verlust einen bestimmten Prozentsatz an Invalidität hervorrufen. Diese Prozentzahlen sind vertraglich vereinbart., Ihren Sinn oder Unsinn wollen wir hier nicht diskutieren. Am Arm unterscheiden wir nach Armwert, Handwert und Fingerwerte, am Bein den Beinwert, den Fußwert und die Zehenwerte. Die Invalidität im Bereich der Gliedmaßen und Sinnesorgane wird in Deutschland seit eh und je im Rahmen eines Konsenses in Bruchteilen der vollen Funktion bemessen. Wenn Du also z. B. als Funktionseinschränkung des Kniegelenks eine Beugung bis 90° hast, ist diese Funktionseinschränkung, mit einem Zehntel der vollen Beinfunktion einzuschätzen. Also ist der Invaliditätsgrad 1/10 Beinwert. Das macht auch Sinn, denn so, und darauf sind wir schon eingegangen, können einzelne Versicherungsgesellschaften auch z. B. verbesserte Gliedertaxen anbieten, wo ein Arm dann z. B. mit 80 % oder gar

100 % versichert ist. Das kann der Versicherungsnehmer individuell vereinbaren. Uns interessiert das nicht. Dieser Basiswert ist eine einzelvertragliche Regelung. Uns interessiert nur, zu welchem Bruchteil die Funktionsstörung diese Extremität beeinträchtigt. Damit wird klar, dass die Gliedertaxe in Bruchteilen der vollen Funktion angegeben wird. Dabei benutzt man immer Zehntel oder Zwanzigstel als Nenner in diesem Bruch. Dies hat sich so eingebürgert.

Es gibt aber auch noch einen kleinen Gag in der Gliedertaxe: Wusstest Du, dass der Geruchssinn ein „Glied" ist? Das zeigt, dass die Gliedertaxe nicht nur für Unfallchirurgen und Orthopäden wichtig ist, sondern auch für viele andere klinische Fächer, die sich mit Sehen, Hören, Riechen und Schmecken beschäftigen. Es gibt sogar Versicherungsbedingungen, bei denen die Niere in die Gliedertaxe mit einfließt und auch die Niere – Hallo Urologen! – ein „Glied" darstellt. Aus dem Grund ergibt sich folgende Rookie-Regel:

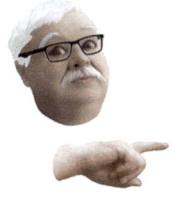

Rookie-Regel #39
Die Gliedertaxe ist nicht nur auf Gliedmaßen beschränkt! Sie gilt für viele klinische Fächer!

Es stellt sich nun noch die Frage: Wann nimmst Du Armwert und wann nimmst Du Handwert?

Hier lautet die Regel, dass die Funktionsstörungen eingeschätzt werden, die distal, also körperfern, der Verletzungen entstehen. Aus dem Grund wird beispielsweise die Sprunggelenksfraktur nach Fußwert eingeschätzt, weil die Funktion des Fußes gestört ist und nicht des ganzen Beines. Das Gleiche gilt für die distale Radiusfraktur, die die Handfunktion nachhaltig beeinträchtigt, den Restarm aber nicht.

Wenn Du aber findest, dass z. B. eine Verletzung des Sprunggelenkes mit Spitzfußstellung die Gesamtstatik des Beines beeinträchtigt, kann auch nach Beinwert eingeschätzt werden.

Einschätzung außerhalb der Gliedertaxe (AUB 2020)

> **Übersicht**
> Für andere Körperteile oder Sinnesorgane richtet sich der Invaliditätsgrad danach, in welchem Umfang die normale körperliche oder geistige Leistungsfähigkeit insgesamt dauerhaft beeinträchtigt ist. Maßstab ist eine durchschnittliche Person gleichen Alters und Geschlechts.
> Die Bemessung erfolgt ausschließlich nach medizinischen Gesichtspunkten.

Außerhalb der Gliedertaxe wird in Prozenten einzuschätzen sein. Dies gilt also z. B. für Schädel-Hirn-Verletzungen, Verletzungen der Wirbelsäule, des Beckens, der Abdominalorgane und der Harn- und Geschlechtsorgane. Verletzungsbedingte Störungen der Ausscheidungsfunktionen werden ebenfalls außerhalb der Gliedertaxe einzuschätzen sein. Hier verweise ich sehr gerne auf die Kapitel mit den Besonderheiten aus den einzelnen Fachgebieten.

In der Literatur findest Du Tabellen, die Dir eine Hilfestellung zur Einschätzung der Unfallfolgen geben. Diese möchte ich hier nicht zitieren, die findest Du in Büchern, auf CD oder auch im Internet. Alle diese Listen wurden von erfahrenen Gutachtern nach bestem Wissen und Gewissen erstellt. Du kannst sie verwenden. Wenn Du Dir mehrere Listen anschaust, wirst Du auch kleine Unterschiede in den Einschätzungen bestimmter Funktionsstörungen finden. Aber auch das wird Dich dazu anhalten, über die Einschätzung nachzudenken.

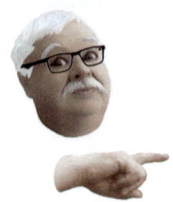

Rookie-Regel #40
Die Einschätzung und Beschreibung von Funktionsstörungen in der Privaten Unfallversicherung erfolgt in der Gliedertaxe in Bruchteilen, außerhalb der Gliedertaxe in Prozenten. Beides ist im Gutachten getrennt anzugeben, wobei die Gliedertaxe immer Vorrang hat!

Ein Versicherungsträger will natürlich nicht für das bezahlen, was Deinen Probanden schon im Vorfeld vor dem Unfallereignis in seinen Funktionen beeinträchtigt hat. Aus dem Grund wurden die Begriffe „Vorinvalidität" und „Mitwirkung unfallfremder Krankheiten oder Gebrechen" eingeführt. Das wollen wir uns jetzt zusammen anschauen.

Minderung bei Vorinvalidität (AUB 2020)

Übersicht
Eine Vorinvalidität besteht, wenn betroffene Körperteile oder Sinnesorgane schon vor dem Unfall dauerhaft beeinträchtigt waren.
Der Invaliditätsgrad mindert sich um diese Vorinvalidität.

Eine Vorinvalidität kann durch einen vorbestehenden Unfallschaden verursacht sein. Idealerweise hast Du da ein Gutachten aus dem alten Fall und Du siehst, welche Funktionsstörungen da schon vorgelegen haben und was nun durch das neue Unfallgeschehen hinzugekommen ist. Dass die aktuell unfallfremden (vorbestehenden) Schäden jetzt nicht mitberücksichtigt werden, ist nur gerecht und in Ordnung. Das heißt, die Vorinvalidität musst Du jetzt von der Gesamtinvalidität abziehen.

Anders verhält sich dies bei der „Mitwirkung". Hierzu schreibt die AUB:
Krankheiten und Gebrechen (AUB 2020, S.)

Übersicht
Wir leisten ausschließlich für Unfallfolgen. Dies sind Gesundheitsschädigungen und ihre Folgen, die durch das Unfallereignis verursacht wurden.
 Wir leisten nicht für Krankheiten oder Gebrechen.

Mitwirkung

Übersicht
Treffen Unfallfolgen mit Krankheiten oder Gebrechen zusammen, gilt Folgendes:
 Entsprechend dem Umfang, in dem Krankheiten oder Gebrechen an der Gesundheitsschädigung oder ihren Folgen mitgewirkt haben (Mitwirkungsanteil), mindert sich

- bei den Leistungsarten Invaliditätsleistung und Unfallrente der Prozentsatz des Invaliditätsgrads.
- bei der Todesfallleistung und, soweit nicht etwas anderes bestimmt ist, bei den anderen Leistungsarten die Leistung selbst.

Die Mitwirkung muss bis 25 % der Versicherungsträger beweisen, darüber gelten Beweiserleichterungen in Form einer Schätzung. Schwierig ist vor allem, dass Du die Mitwirkung auch nachweisen musst. Du musst zum Beispiel, wenn Du meinst, eine Wirbelkörperverletzung ist keine Fraktur, sondern eher eine osteoporotische Sinterung und eine Osteoporose hat mitgewirkt, den Grad der Osteoporose auch tatsächlich nachweisen. Das gleiche gilt z. B., wenn Du eine Mitwirkung bei der Rotatorenmanschettenverletzung durch Texturstörungen belegen willst. Merkst Du was? In einem Vorkapitel haben wir auf die Wichtigkeit der histologischen Untersuchung hingewiesen. Und hier schlagen wir wiederum den Bogen zwischen klinischer Tätigkeit und gutachterlicher Tätigkeit. Wie willst Du ohne histologischen Nachweis die Mitwirkung einer Texturstörung bei der Rotatorenmanschette einschätzen? Wie willst Du eine Mitwirkung von Texturstörungen bei der vom Mechanismus her anzuerkennenden Achillessehnenruptur nachweisen, wenn Du keine ordentliche Histologie hast? Den Appell, auch im täglichen klinischen Leben schon an die gutachterliche Wertung zu denken, möchten wir hier nochmals wiederholen (Abb. 6.3).

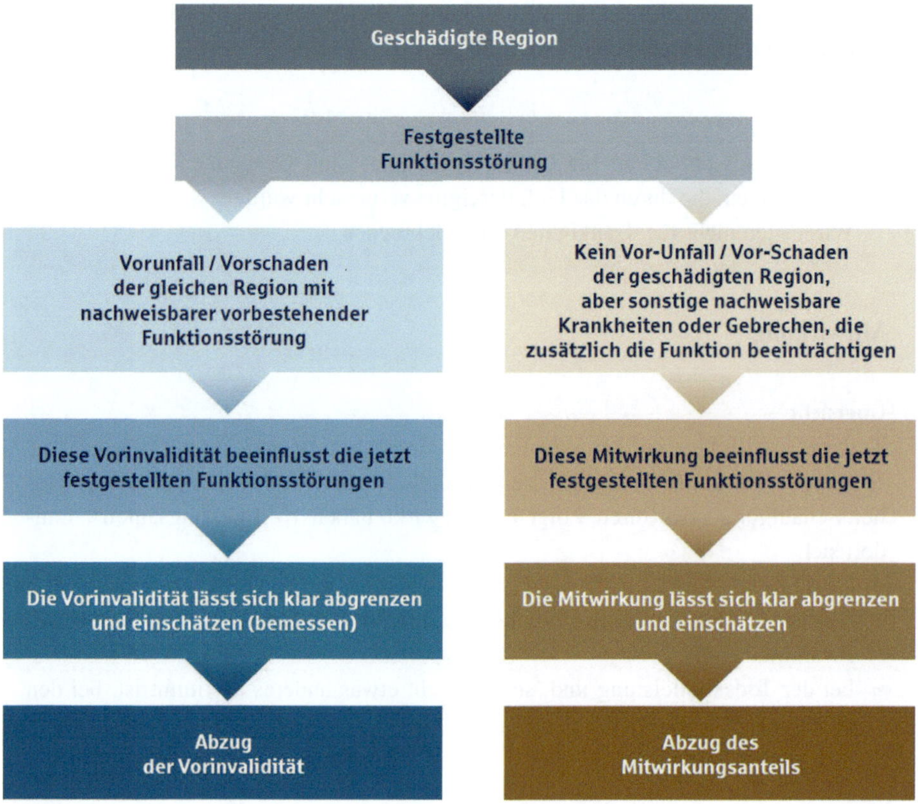

Geschädigte Region

Festgestellte
Funktionsstörung

| Vorunfall / Vorschaden der gleichen Region mit nachweisbarer vorbestehender Funktionsstörung | Kein Vor-Unfall / Vor-Schaden der geschädigten Region, aber sonstige nachweisbare Krankheiten oder Gebrechen, die zusätzlich die Funktion beeinträchtigen |

| Diese Vorinvalidität beeinflusst die jetzt festgestellten Funktionsstörungen | Diese Mitwirkung beeinflusst die jetzt festgestellten Funktionsstörungen |

| Die Vorinvalidität lässt sich klar abgrenzen und einschätzen (bemessen) | Die Mitwirkung lässt sich klar abgrenzen und einschätzen |

| Abzug der Vorinvalidität | Abzug des Mitwirkungsanteils |

Abb. 6.3 Differenzierung zwischen Vorinvalidität und Mitwirkung. (mt Genehmigung von IRP)

Wie willst Du aber den Mitwirkungsgrad bestimmen? In der Literatur gibt es verschiedenste Vorschläge. Eines ist aber klar: 50 zu 50 ist feige!

Zur Entscheidungshilfe gibt es Definitionen von Mitwirkungsgraden, wie die von Dir nachgewiesenen Krankheiten oder Gebrechen sich auf die Funktionalität der betroffenen Region auswirken. Diese kannst Du aus Abb. 6.4 ersehen.

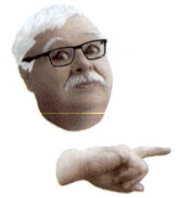

Rookie-Regel #41
Eine Vorinvalidität oder eine unfallfremde Krankheit bzw. ein unfallfremdes Gebrechen musst Du mit dem gleichen Gewissheitsgrad nachweisen wie den Unfallerstschaden!

Jetzt hast Du es nicht nur mit Monoverletzungen zu tun. Irgendwie musst Du die Invaliditäten, die Du findest, auch zusammenfassen. Die AUB bleibt da ein kleines bisschen unverbindlich:

Definition Mitwirkungsanteil	
0 %	Eine Mitwirkung unfallfremder Krankheiten oder Gebrechen ist mit Sicherheit ausgeschlossen
15 %	Es liegen unfallfremde Krankheiten oder Gebrechen in der betroffenen Region vor. Diese sind nicht wegzudiskutieren. Eine Mitwirkung auf die Funktionseinschränkungen der betroffenen Region ist denkbar aber nicht ausschlaggebend.
30 %	Es liegen unfallfremde Krankheiten oder Gebrechen in der betroffenen Region vor. Eine Mitwirkung auf die Funktionseinschränkungen der betroffenen Region ist nachweisbar und muss berücksichtigt werden.
60 %	Es liegen unfallfremde Krankheiten oder Gebrechen in der betroffenen Region vor. Eine Mitwirkung auf die Funktionseinschränkungen der betroffenen Region ist nachweisbar und hat das funktionelle Ergebnis nachhaltig beeinflusst.
90 %	Es liegen unfallfremde Krankheiten oder Gebrechen in der betroffenen Region vor. Eine Mitwirkung auf die Funktionseinschränkungen der betroffenen Region ist nachweisbar und hat das funktionelle Ergebnis so nachhaltig beeinflusst, dass das funktionelle Ergebnis auch mit Wegdenken der Unfallfolgen in ähnlicher oder gleicher Weise eingetreten wäre.

Abb. 6.4 Anhaltspunkte zur Schätzung des Mitwirkungsanteils. (Aus Schmidt und Schmidt 2018, S. ; mit Genehmigung von IRP) **Quelle:** J. Schmidt, I. Schmidt | Mitwirkung unfallfremder Krankheiten und Gebrechen in der Begutachtung für die private Unfallversicherung Unfallchirung 2019. 122:823–828

Invaliditätsgrad bei Beeinträchtigung mehrerer Körperteile oder Sinnesorgane (AUB 2020)

> **Übersicht**
> Durch einen Unfall können mehrere Körperteile oder Sinnesorgane beeinträchtigt sein. Dann werden die Invaliditätsgrade, die nach den vorstehenden Bestimmungen ermittelt wurden, zusammengerechnet.
> Mehr als 100 % werden jedoch nicht berücksichtigt.

Verletzungen mehrerer Gliedmaßen werden einzeln angegeben, also z. B. Invalidität:

- rechter Arm,
- linkes Bein,
- rechter Fuß.

Spannender wird es bei Kettenverletzungen. Kettenverletzungen sind, und das weißt Du, mehrere Verletzungen an einer Extremität. Hier gilt immer, dass die am höchsten eingeschätzte Invalidität auch die führende ist und die anderen sich darunter einzuordnen haben. Hast Du beispielsweise eine Oberarmkopffraktur und Radiusfraktur an der gleichen Extremität, musst Du schauen, wo die funktionellen Einschränkungen größer sind. An der Hand oder an der Schulter?

 Sind die an der Schulter größer, ist die Invalidität der Schulter die führende. Du musst hiervon ausgehen, wie der gesamte Arm beeinträchtigt ist und die Funktionsstörungen der Hand da miteinbeziehen.

Ist die Schulter aber ganz gut geworden, dafür die Radiusfraktur ganz schlecht, ist die eingeschätzte Invalidität für die Radiusfraktur die führende und bildet die Untergrenze dessen, was die Gesamtinvalidität des Armes abbildet.

Außerhalb der Gliedertaxe gilt eine Gesamtinvalidität, d. h. also eine Zusammenschau aller Einzelinvaliditäten außerhalb der Gliedertaxe. Diese werden zu einem Gesamtbild nach rein medizinischen und klinischen Gesichtspunkten zusammengefasst zu einem prozentualen Wert. Diese Prinzipien haben wir in Abb. 6.5 noch einmal übersichtlich dargestellt:

Noch ein ganz wichtiger Hinweis: Mach es dem Auftraggeber nicht zu einfach. Hüte Dich davor, alles in Prozente umzurechnen und die Prozente von allen Einzelinvaliditäten in einen Wert zu gießen. Du weißt nie, ob individuelle Vertragsbedingungen noch mit dahinterstecken oder nicht. Diese Rechenarbeit kann im schlimmsten Falle falsch sein, im

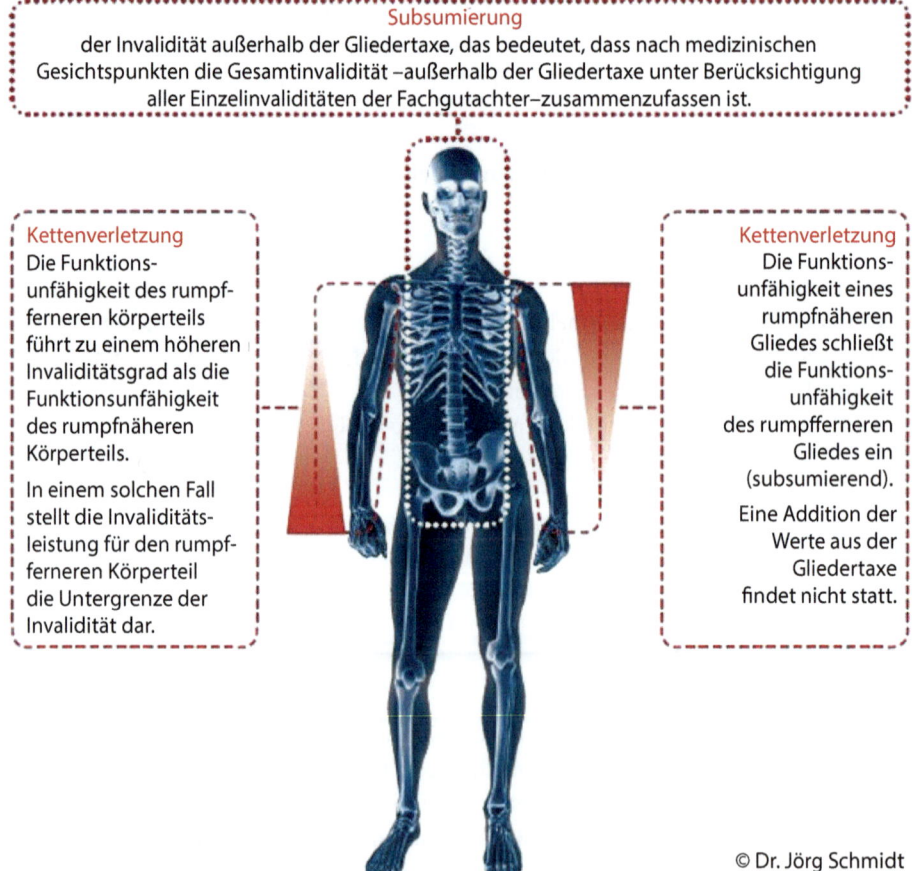

Subsumierung
der Invalidität außerhalb der Gliedertaxe, das bedeutet, dass nach medizinischen Gesichtspunkten die Gesamtinvalidität –außerhalb der Gliedertaxe unter Berücksichtigung aller Einzelinvaliditäten der Fachgutachter–zusammenzufassen ist.

Kettenverletzung
Die Funktionsunfähigkeit des rumpfferneren körperteils führt zu einem höheren Invaliditätsgrad als die Funktionsunfähigkeit des rumpfnäheren Körperteils.

In einem solchen Fall stellt die Invaliditätsleistung für den rumpfferneren Körperteil die Untergrenze der Invalidität dar.

Kettenverletzung
Die Funktionsunfähigkeit eines rumpfnäheren Gliedes schließt die Funktionsunfähigkeit des rumpfferneren Gliedes ein (subsumierend).

Eine Addition der Werte aus der Gliedertaxe findet nicht statt.

© Dr. Jörg Schmidt

Abb. 6.5 Regeln für die Zusammenfassung der Unfallfolgen in der Privaten Unfallversicherung (PUV). (Mit Genehmigung von IRP)

besten Falle eine sinnfreie Erleichterung der Arbeit der Sachbearbeiter. Die sollen auch
was tun!

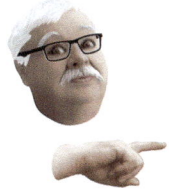

Rookie-Regel #42
Auch die sogenannte subsummierende Zusammenfassung der
Unfallfolgen unterliegt bestimmten Regeln, die Du beachten musst.

6.3 Haftpflicht

Jörg Schmidt

> **Übersicht**
> - Rechtsgebiet: Zivilrecht
> - Kausalitätstheorie: Äquivalenztheorie
> - Beweisregeln:
> - Vollbeweis für Unfallereignis, Erstschaden und dessen Kausalität
> - Überwiegende Wahrscheinlichkeit für den Folgeschaden und für dessen Kausalität

Die Haftpflicht entspringt dem Bürgerlichen Gesetzbuch, also dem Rechtsgebiet des Zivilrechts. Auch hier wirst Du nicht drum herumkommen, einige wesentliche Gesetzestexte
wenigstens einmal gelesen zu haben. Das grundlegende Gesetz ist das Bürgerliche Gesetzbuch (BGB).

> **Bürgerliches Gesetzbuch (BGB): § 823 Schadensersatzpflicht**
> (1) Wer vorsätzlich oder fahrlässig das Leben, den Körper, die Gesundheit, die
>   Freiheit, das Eigentum oder ein sonstiges Recht eines anderen widerrechtlich
>   verletzt, ist dem anderen zum Ersatz des daraus entstehenden Schadens ver-
>   pflichtet.

Du siehst also, dass im Haftpflichtrecht der konkrete Schaden zu ersetzen ist. Und das
ist auch die hohe Schule der Haftpflichtgutachten. In dieser Begutachtung ist es absolut
wichtig, dass Du das, was der Proband Dir erzählt, mit den Unterlagen sehr gut und subtil
in Einklang bringst. Gewissenhaftes Herausarbeiten der Schäden, die der Proband tatsächlich bei dem Ereignis erlitten hat, ist die Grundlage der gesamten Argumentationskette in

Deinem Gutachten. Verwende deshalb größte Sorgfalt darin, den Unfallerstschaden herauszuarbeiten. Dies entspricht auch der gesetzlichen Grundlage.

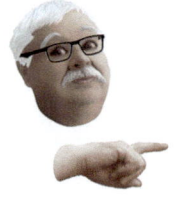

Rookie-Regel #43
Die Grundlage Deines Gutachtens ist der zweifelsfrei herausgearbeitete
Unfall*erst*schaden

Deine Kausalitätsüberlegungen müssen schlüssig sein. Dabei ist es ein Unterschied, ob
Du den Unfallerstschaden oder den Unfallfolgeschaden, also das, was durch den Unfall an
Schäden verblieben ist, beschreibst. Untersuche Deinen Unfallerstschaden so, dass Du den
Richter davon überzeugst. Es muss außerhalb jeglichen vernünftigen Zweifels stehen, was
Du anhand Deiner Aktenarbeit, Anamnese und Befunderhebung als Unfallerstschaden herausfindest. Dies unterliegt einer gesetzlichen Regelung, die schon besprochen wurde,
nämlich dem § 286 der Zivilprozessordnung (ZPO).

> **Zivilprozessordnung: § 286 Freie Beweiswürdigung**
> (1) Das Gericht hat unter Berücksichtigung des gesamten Inhalts der Verhand
>   lungen und des Ergebnisses einer etwaigen Beweisaufnahme nach freier
>   Überzeugung zu entscheiden, ob eine tatsächliche Behauptung für wahr oder
>   für nicht wahr zu erachten sei. In dem Urteil sind die Gründe anzugeben, die
>   für die richterliche Überzeugung leitend gewesen sind.

Auch in dem Gesetzestext steht geschrieben, dass der Richter davon überzeugt sein
muss, was Du in Deinem Gutachten schreibst. Und zwar außerhalb jeglichen begründeten
Zweifels.

Bei der Feststellung, ob die jetzt geklagten Schäden auf den Unfall zurückzuführen
sind oder nicht, greift eine Beweiserleichterung. Hier muss das Gericht alle Umstände
würdigen, das Gericht muss die Möglichkeit haben, unter Abwägung aller Argumente den
Unfallfolgeschaden, und damit natürlich auch die Schadensersatzansprüche, zu ermitteln.
Auch dies ist in einem Paragrafen der Zivilprozessordnung eingebettet.

> **Zivilprozessordnung: § 287 Schadensermittlung; Höhe der Forderung**
> (1) Ist unter den Parteien streitig, ob ein Schaden entstanden sei und wie hoch
>   sich der Schaden oder ein zu ersetzendes Interesse belaufe, so entscheidet
>   hierüber das Gericht unter Würdigung aller Umstände nach freier Überzeu
>   gung. Ob und inwieweit eine beantragte Beweisaufnahme oder von Amts

wegen die Begutachtung durch Sachverständige anzuordnen sei, bleibt dem Ermessen des Gerichts überlassen. Das Gericht kann den Beweisführer über den Schaden oder das Interesse vernehmen; die Vorschriften des § 452 Abs. 1 Satz 1, Abs. 2 bis 4 gelten entsprechend.

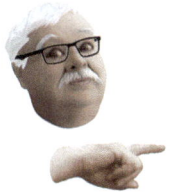

Rookie-Regel #44
Der Unfallerstschaden ist mit Gewissheit, der Unfallfolgeschaden mit Wahrscheinlichkeit („freie Überzeugung") zu ermitteln. Achte auf diesen Unterschied!

In dem Fragenkatalog wirst Du in der Regel nach der „Minderung der Erwerbsfähigkeit" befragt. Vorsicht! Hier werden die exakt gleichen Begriffe in zwei unterschiedlichen Rechtsgebieten verwendet, die aber NICHT dasselbe bedeuten: Verwechsle bitte niemals diese, aufgrund der konkreten Schadensermittlung auch „konkrete MdE" genannte Einschätzung, mit der MdE aus dem Bereich der DGUV, die sich auf den Allgemeinen Arbeitsmarkt bezieht und deshalb auch als „abstrakte MdE" bezeichnet wird. Damit kannst Du Dich auch bei der Einschätzung nicht auf die Vorschläge berufen, die Du aus der einschlägigen Literatur zur Einschätzung von Arbeitsunfallfolgen kennen wirst. Aufgrund der Individualität des einzelnen Falles gibt es keine Literatur, die Dir für den Haftpflichtbereich Vorschläge unterbreitet, wie Du diesen Einzelfall zu bewerten hast. Jeder Fall ist in seiner Gänze zu würdigen und die konkrete MdE, das heißt, die konkrete Beeinträchtigung der Arbeitsfähigkeit/Erwerbsfähigkeit ist aufgrund der individuellen, fallspezifischen Konstellation einzuschätzen. Voraussetzung ist die Vorgabe eines klaren Berufsprofils/Tätigkeitsprofils. Hier lässt Dich die Literatur allein!

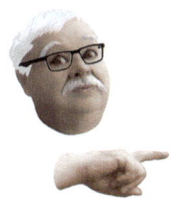

Rookie-Regel #45
Deine Einschätzung der konkreten MdE im Haftpflichtfall muss immer den individuellen Fall sehen!

Als Anhaltspunkt und als Gedankenstütze kann Dir das ICF („international classification of functioning, disability and health" – zu Deutsch: Internationale Klassifikation der Funktionsfähigkeit, Behinderung und Gesundheit) dienen. Diesem ICF liegt ein biopsychosoziales Modell zugrunde, das alle Aspekte der menschlichen Gesundheit berücksichtigen soll. Aufgrund dieses Modells haben wir eine Gedankenstütze entwickelt, die Dir

Anhaltspunkte dafür gibt, wie Du den Gesamtkomplex in der Zusammenschau bewerten kannst (Abb. 6.6).

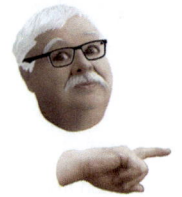

Rookie-Regel #46
Verwechsle nie „konkrete MdE" (Haftpflicht) und „abstrakte MdE" (gesetzliche Unfallversicherung)!

Hat Dein Proband mehrere Verletzungen erlitten, so greift das Prinzip der sog. „Subsumierung". Es werden also nicht einfach die von Dir den einzelnen Verletzungen zugeordneten konkreten MdE zusammengerechnet. Der Maßstab ist die „Gesamtbetroffenheit",

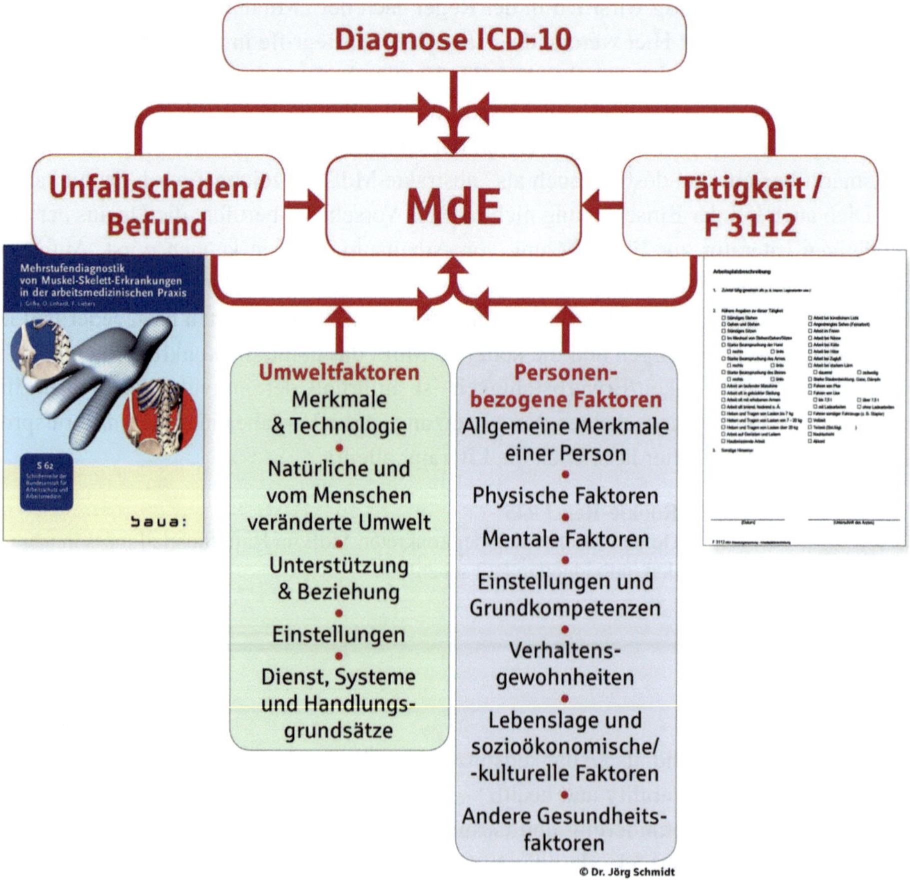

Abb. 6.6 Anhaltspunkte zur Einschätzung der konkreten Minderung der Erwerbsfähigkeit (MdE). (Mit Genehmigung von IRP)

also eine Einschätzung, wie sich die Einschränkungen insgesamt auf den Probanden auswirken. So wird dann aus lauter einzelnen MdE eine Gesamt-MdE.

Verwirrend? Ja. Du brauchst schon einige Erfahrung, um so eine Gesamt-MdE
zu bilden.

Haftpflichtfälle enden sehr oft vor Gericht. Richte deshalb Deine Begutachtung so aus,
dass die Juristen und vor allem der Richter Deine Gedankengänge nachvollziehen können.
Gehe davon aus, dass alle Deine Haftpflichtgutachten juristisch überprüft werden. Deshalb
ist die Haftpflichtbegutachtung schon die hohe Schule und soll von Dir auch erst angenommen werden, wenn Du eine Erfahrung darin hast, Akten bezüglich des Unfallerstschadens zu
analysieren und dies möglichst objektiv mit den Schilderungen des Probanden in Einklang
zu bringen. Übe das bei allen Gutachten, die Du auf den Tisch bekommst!

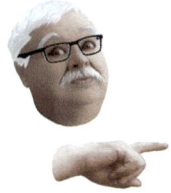

Rookie-Regel #47
Haftpflichtgutachten sind die „hohe Schule" der Begutachtung!

6.4   Berufsunfähigkeitsversicherung

Friedemann Mettke

Übersicht
Rechtsgebiet: Zivilrecht

- Beweisregeln: Vollbeweis für die Gesundheitsschädigung
- Kausalität: Findet keine Anwendung, da es unerheblich ist, wodurch die Gesundheitsschädigung entstanden ist

Die Grundlage der Privaten Berufsunfähigkeitsversicherung ist das Versicherungsvertragsgesetz (VVG), damit das Zivilrecht. Die Musterbedingungen des Gesamtverbandes
der Versicherungswirtschaft (GDV) sind für den Versicherer unverbindlich und können angepasst werden, damit gelten die jeweils vereinbarten Bedingungen.

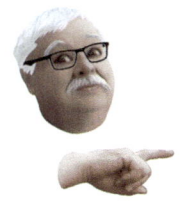

Rookie-Regel #48
Grundlage der Begutachtung sind die individuell geltenden Bedingungen
der Berufsunfähigkeit!

Eine Kausalitätsüberlegung wie in den anderen Rechtsgebieten kommt nicht zur Anwendung, da es egal ist, wodurch die Berufsunfähigkeit entstanden ist (Krankheit, Körperverletzung oder mehr als altersentsprechenden Kräfteverfall). Natürlich musst Du aber in Deinem BU-Gutachten belegen, dass Krankheit, Körperverletzung oder mehr als altersentsprechender Kräfteverfall nachvollziehbare Ursache für den Eintritt der Berufsunfähigkeit ist.

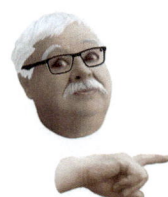

Rookie-Regel #49
Die Ursache/Ursachen, die zur Berufsunfähigkeit führen soll/sollen, muss/müssen im Vollbeweis erwiesen sein!

Dazu schreiben die Allgemeinen Bedingungen für die Berufsunfähigkeitsversicherung:

Übersicht
(1) Berufsunfähigkeit liegt vor, wenn die versicherte Person (das ist die Person, auf deren Berufsfähigkeit die Versicherung abgeschlossen ist) infolge Krankheit, Körperverletzung oder mehr als altersentsprechenden Kräfteverfalls, die ärztlich nachzuweisen sind, voraussichtlich auf Dauer [und/oder: mindestens ... Monate/Jahre] ihren zuletzt ausgeübten Beruf, so wie er ohne gesundheitliche Beeinträchtigung ausgestaltet war, nicht mehr zu mindestens ...% ausüben kann und auch keine andere Tätigkeit ausübt, die ihrer bisherigen Lebensstellung entspricht.
    Der bisherigen Lebensstellung entspricht nur eine Tätigkeit, die in ihrer Vergütung und sozialen Wertschätzung nicht spürbar unter das Niveau der bislang ausgeübten Tätigkeit absinkt.
(2) Ist die versicherte Person mindestens ... Monate ununterbrochen infolge Krankheit, Körperverletzung oder mehr als altersentsprechenden Kräfteverfalls, die ärztlich nachzuweisen sind, zu mindestens ...% außerstande gewesen, ihren zuletzt ausgeübten Beruf, so wie er ohne gesundheitliche Beeinträchtigung ausgestaltet war, auszuüben und hat sie in dieser Zeit auch keine andere Tätigkeit ausgeübt, die ihrer bisherigen Lebensstellung entspricht, gilt die Fortdauer dieses Zustandes als Berufsunfähigkeit.

Die Auslegung der Musterbedingungen kann vom Versicherer individuell ergänzt und angepasst werden. Dies betrifft sowohl die Dauer des zuletzt ausgeübten Berufes als auch die prozentuale Einschränkung in dieser Tätigkeit. Ab wann die Leistungspflicht des konkreten Vertrages eintritt, wird Dir mit dem Gutachtenauftrag mitgeteilt.

Bei Fachüberschneidungen in der Begutachtung ist es wichtig, hier die angeforderten Zusatzgutachten wie z. B. neuropsychologische Zusatzgutachten, Arbeitsplatzanalysen mit Einarbeitungstests bei der Einschätzung der Berufsunfähigkeit zu berücksichtigen.

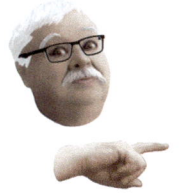

Rookie-Regel #50
Beantworte bei der Gutachtenerstellung die konkreten Fragestellungen des Auftraggebers!

Schaffe Dir Deinen festen Standard für das Herangehen an Dein Gutachten. Zum Aufbau des Gutachtens hast Du alles Wichtige im Abschn. 2.1 Gutachtentyp gelesen. Setze Dich zunächst mit der im Antrag gestellten Erkrankung/Schädigung in Bezug auf die Arbeitsfähigkeit im ausgeübten Beruf auseinander. Versuche im Vorfeld zu verstehen, wie schwer sich der Erkrankungs-/Schädigungsgrad auf die Tätigkeit im Beruf ausüben könnte. Nur so kannst Du den gefragten Prozentsatz benennen, der angibt, zu wie viel Prozent der Versicherte seinen Beruf nicht mehr ausüben kann.

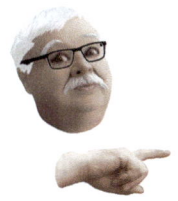

Rookie-Regel #51
Sei Dir klar, zu wie viel Prozent der Versicherte seine Tätigkeit im zuletzt ausgeübten Beruf nicht mehr ausführen kann!

Prüfe die Dauer des Bestehens der beklagten Gesundheitseinschränkung. Fordere ggf. die individuellen Vertragsbedingungen an und lies sie. Der Leistungsschutz beginnt im Regelfall mit dem Vertragsabschluss.

Bei der Berufsunfähigkeitsversicherung gibt es eine **vorvertragliche Anzeigepflicht**. Hier sind vom Versicherten wahrheitsgemäße Angaben zu Vorerkrankungen/Vorschäden im Sinne des Gesundheitszustandes zu machen. Falsche Angaben können zum Leistungsausschluss/zur Vertragskündigung führen.

Es gibt einen Paragrafen im Versicherungsvertrag, der bestimmte Ursachen/Ereignisse als Ursache einer anzuerkennenden Berufsunfähigkeit ausschließt. Auch absichtlich Krankheitsherbeiführung und versuchte Selbsttötung schließen eine Leistung aus.

Eine versicherungsrechtliche Besonderheit ist die **Berufsunfähigkeit infolge der Pflegebedürftigkeit**. Hier liegen die oben zitierten Bedingungen *(1)* und *(2)* so nicht vor, dafür aber eine ärztlich nachzuweisende Pflegebedürftigkeit. Der Versicherte bedarf einer definierten Hilfe bei Tätigkeiten im häuslichen Bereich. Hier wird in Abhängigkeit des Pflegegrades eine bestimmte Punktzahl für nötige Hilfestellungen in Bereichen der häuslichen Lebensführung für eine Leistung aus der Berufsunfähigkeit benötigt.

Nun bist Du an der Stelle der Gutachtenvorbereitung, an der Du Dich mit den gezielten Fragen des Versicherers zum Gesundheitszustand des Versicherten und der Schwere der beklagten Erkrankung/Schädigung auseinandersetzt. Auch Fragen zur Andauer dieser Gesundheitsschädigungen oder Optionen, sie zu mindern, können Dir gestellt werden.

Wenn Du diese Fragen verstanden hast, kannst Du gezielt fachärztliche Befunde anfordern oder selbst an Deine Untersuchung herangehen. Nutze zur Untermauerung der entscheidenden Frage, zu wie viel Prozent eine Leistungsminderung im Beruf besteht, die Erkrankung/den Schaden einstufende, messende Untersuchungen auch Scores und ggf. Leistungstests im Sinne von Arbeitsplatzanalysen.

Bei der Abgabe Deiner Einschätzung stehst Du ähnlich wie im Haftpflichtbereich da: Du wirst aufgrund der Vielfalt und der Individualität der einzelnen Fälle wenig gute Literatur zur Einschätzung finden, dafür aber einige gute Kasuistiken.

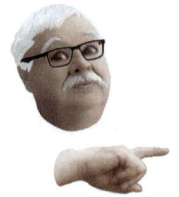

Rookie-Regel #52
Mach Deine Einschätzung messbar.
Nutze hierzu ggf. auch gängige Scores und Leistungsanalysen!

Du musst wissen, dass nach der Leistungsbewilligung auch Nachprüfungen anfallen können.

Auch gibt es seitens des Versicherten nicht nur eine Mitteilungspflicht bei Veränderungen des Gesundheitszustandes, sondern auch eine Mitwirkungspflicht, welche sich aber mehr auf die Teilnahme an den Nachuntersuchungen bezieht.

6.5   Funktionelle Invaliditätsversicherung

Friedemann Mettke

> **Übersicht**
> - Rechtsgebiet: Zivilrecht
> - Kausalitätstheorie: Adäquanztheorie
> - Beweisregeln:
> - Vollbeweis für Unfallereignis und Erstschaden
> - Beweislast-Erleichterung für den Folgeschaden

Was ist eine FIV eigentlich?
Vielleicht hast Du noch nie davon gehört?

Die funktionelle Invaliditätsversicherung (FIV) wurde aus den Dread-Disease-Versicherungen des angloamerikanischen Raumes für den deutschen Markt adaptiert. Im deutschen Markt heißen sie zum Beispiel Existenzschutzversicherung, Multi-Rente, Multi-Protect-Rente oder Opti5-Rente. Sie soll der Absicherung schwerer Erkrankungen und schwerer funktioneller Störungen dienen, welche letztlich zu einer Einschränkung der Arbeitsfähigkeit führen. Die funktionelle Invaliditätsversicherung könnte als Ersatz oder Ergänzung zur klassischen Berufsunfähigkeitsversicherung angesehen werden, vor allem von dem Personenkreis, für den die finanzielle Belastung einer klassischen BU-Versicherung zu hoch ist.

Besondere Bedeutung kommt der fachgerechten und genauen Bewertung der sog. Grundfähigkeiten zu. In Zukunft werden vermehrt sogenannte Grundfähigkeitsversicherungen als Alternativen zu den teureren Berufsunfähigkeits- und Unfallversicherungen auf den Markt drängen. Wenn Du gute Gutachten erstellst, dann wirst Du Dich auch schnell in diese neuen Versicherungen bzw. deren Begutachtungen einarbeiten.

Die FIV (Funktionelle Invaliditätsversicherung) unterliegt den Bestimmungen des Zivilrechts. Die Grundlage ist das Versicherungsvertragsgesetz (VVG).

Insgesamt musst Du wissen, dass hier die Versicherungsbedingungen für den jeweils geltenden Privatschutz des abgeschlossenen Vertrages ihre Anwendung finden. Musterbedingungen, wie die AUB bei der Privaten Unfallversicherung, gibt es nicht.

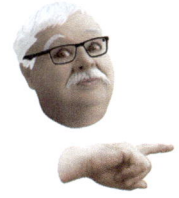

Rookie-Regel #53
Grundlagen der Begutachtung in der FIV sind das Zivilrecht und die jeweils beim Versicherer unterzeichneten Bedingungen des Privatschutzes!

Aufgrund der einzelvertraglichen Regelungen bei der FIV kann im Vertrag die Möglichkeit eingeräumt werden, einzelne Vorerkrankungen auszuschließen. Dies hat uns bei der Begutachtung sehr zu interessieren. Du musst für die Begutachtung genau das Datum des Abschlusses des Vertrages und die geltenden Bedingungen kennen. Der Versicherer sollte Dir das mit seinem Gutachtenauftrag übermitteln, da es keine Musterbedingungen gibt, weißt Du sonst nicht, wonach Du Dich richten sollst.

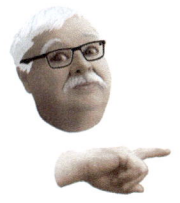

Rookie-Regel #54
Lies vor Beginn des Gutachtens den Versicherungsvertrag und den dazu gegebenen Auftrag genau!

Nachfolgend siehst Du die von den Versicherungen angebotenen Bestandteile der FIV im Rahmen des sogenannten Privatschutzes, die sich jeweils in bestimmten, individuellen Leistungsbedingungen unterscheiden können:

- **Unfallrente**

    Das Vorgehen erfolgt wie im Abschn. 6.2 (Private Unfallversicherung) dargestellt. Nutze Fremdgutachten oder lasse eines erstellen.
- **Organkonzept**

    Hierbei werden Schädigungen bzw. Erkrankungen aus folgenden Bereichen versichert:
    - Gehirn und Rückenmark,
    - psychische Störungen oder Geisteskrankheiten,
    - Herz,
    - Nieren,
    - Lunge,
    - Leber,

Deine schwierige Aufgabe als Gutachter in diesem Bereich besteht darin, die Vielzahl der vorhandenen Befunde aus den o. g. Organbereichen jeweils mit den Bedingungen des konkreten Vertrages der FIV abzugleichen. Dies geschieht meist nach Aktenlage. Beachte hierbei, dass der Schaden bzw. die Erkrankung dauerhaft (irreversibel) sein muss.

- **Grundfähigkeiten der Kategorie A**
    - Sehvermögen,
    - Sprachvermögen,
    - Hörverlust,
    - Orientierungsvermögen.

    Hier gilt dasselbe, was unter „Organkonzept" steht. Nutze auch hier die aktuellen „technischen" Befunde für Deine Einschätzung und sieh im Vertragswerk nach, welcher Einschränkungsgrad zur Leistung führt.

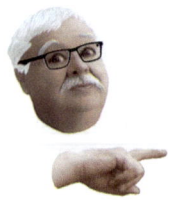

Rookie-Regel #55
Die Leistungspflicht entsprechend dem gültigen Regelwerk ist an aktuelle fachärztliche Dokumente gebunden.

- **Grundfähigkeiten der Kategorie B**

    Hier hast Du es mit den im Vertragswerk definierten Bewegungseinschränkungen zu tun. Es handelt sich um jeweils genau definierte Testungen zu Beweglichkeiten der oberen Extremität, der unteren Extremität, der Wirbelsäule und des Beckens sowie eine

Abfrage zur Mobilität. Einschränkungen werden mit Punktvergabe hinterlegt, wobei eine Punktzahl von über 100 Punkten zur Leistungspflicht führt.

- **Krebserkrankungen**

  Leistungsumfang und auch Leistungsdauer (!) bei Krebserkrankungen richten sich auch hier nach dem konkreten Vertragswerk und sind an die entsprechenden klinischen Stadien der Erkrankung geknüpft.

- **Pflegebedürftigkeit**

  Hier wirst Du Hilfe brauchen. Als Arzt gehört es nicht zu Deiner Kernkompetenz, ein Pflegegutachten zu erstellen. Hierbei bedienst Du Dich der Kompetenz von Pflegegutachtern bzw. deren entsprechenden Gutachten.

Die Gesundheitsschädigungen/Erkrankungen sind durch Facharztberichte nachzuweisen. Hier triffst Du Deine Entscheidung anhand eines chronologisch sortierten Aktenspiegels der entsprechend wichtigen aktuellen Befunde Deiner Fachkollegen. Wichtig sind hier für die Untermauerung Deiner Entscheidung auch „technische" Befunde. Messungen von Organbeeinträchtigungen, die sich z. B. in Form pathologischer Laborwerte, bei der radiologischen Bildgebung, der Echokardiografie oder auch der Spirometrie die Funktionseinschränkungen in ihrem Ausmaß darstellen.

Den Nachweis der Bewegungseinschränkungen musst Du persönlich erbringen oder an besonders geschultes Personal delegieren, damit Du Dein Gutachten erstellen kannst.

Diese Testung der Bewegungseinschränkungen ist recht zeitaufwendig, Du musst die im Regelwerk der Versicherer abzufragenden Punkte exakt abarbeiten. Hier werden z. B. Gehstrecken und Sitzzeiten geprüft, vorgeschriebene Gewichte transportiert. Du musst den Versicherten diese Teste absolvieren lassen. Das bloße Abfragen, ob der Versicherte es vielleicht könne, stellt hier einen schweren Fehler dar.

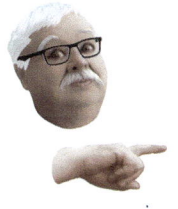

Rookie-Regel #56
Halte Dich bei der Gutachtenerstellung strikt an den Versicherungsvertrag und die Fragestellungen des Auftraggebers!

Auch hast Du es im Rahmen der FIV-Begutachtung oft mit den Begriffen der **Vorvertraglichkeit** und der **Anwartezeit** zu tun.

Vorvertraglichkeit bedeutet hierbei, dass ein Schaden bzw. eine Erkrankung, die dem Versicherten bereits zum Vertragsabschluss bekannt ist, selbstverständlich angegeben werden muss. Falls diese Pflicht nicht eingehalten wird, entfällt die Leistungspflicht des Versicherers.

Die **Anwartezeit** hingegen stellt eine definierte Zeitspanne nach dem Vertragsabschluss dar, während derer ebenfalls keine Leistungspflicht des Versicherers eintritt, auch wenn sich eine Erkrankung oder Schädigung in dieser Zeit einstellen sollte.

6.6   Schwerbehindertenrecht

Jörg Schmidt

Übersicht
- Rechtsgebiet: Sozialrecht
- Beweisregeln: Vollbeweis für die Gesundheitsschädigung
- Kausalität: Findet keine Anwendung da es unerheblich ist, wodurch die Gesundheits-schädigung entstanden ist
- Einschätzung: GdB (Grad der Behinderung)

Die Begutachtung im Schwerbehindertenrecht regelt das IX. Sozialgesetzbuch ab dem § 151. Die Feststellung der Behinderung ist in dem § 152 SGB IX festgehalten. Diese Paragrafen sind viel zu lang und vor allem viel zu umständlich zu lesen, als dass man sie hier zitieren möchte.

Zusammenfassend wird aber festgestellt, dass der Grad der Behinderung durch das Versorgungsamt festgestellt wird aufgrund von Gutachten durch die von diesem beauftragten Ärzte. Wie bei Behörden nicht unüblich, ist hier ein langwieriger und nicht einfacher Beantragungsweg durch den Antragsteller zu absolvieren, bis Du zu einem Gutachtenauftrag kommen wirst.

Kausalitätsüberlegungen müssen auch hier nicht angestellt werden, da es – wie auch bei der BU-Versicherung – unerheblich ist, wodurch eine Behinderung entstanden ist. Wichtig ist nur, dass Du die Behinderung bei Deinem Probanden *mit Gewissheit* (im Vollbeweis) feststellen musst, so wie sie in dem mehrfach zitierten § 286 ZPO definiert ist (z. B. Abschn. 6.5). Deine Kausalitätsfragen hast Du hier relativ einfach zu beantworten: Ich hab's gefunden, ich hab's nachgewiesen, dann ist das auch so.

Einschätzung
Die Einschätzung erfolgt nach den Grundsätzen der Versorgungsmedizin-Verordnung. Hier ist jeder nur denkbaren Gesundheitsstörung, welche auch von Gesetzes wegen anerkannt wird, ein GdB (Grad der Behinderung) zugeordnet.

Dies zeigt Dir, dass Du bei der Einschätzung der Gesundheitsstörungen keinen Spielraum hast. Du hast die Einschätzungen zu nehmen, die in dieser Verordnung vorgegeben sind. Das ist ein bisschen wie Malen nach Zahlen: Schädigung gefunden, nachgeschaut, Wert aufgeschrieben.

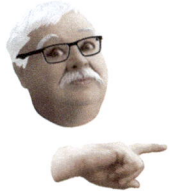

Rookie-Regel #57
Die Einschätzung des GdB unterliegt strengen Regeln.

Merkzeichen

Zusätzlich gibt es zu der Einschätzung dazu noch Buchstaben (sogenannte „Merkzeichen"), die die Besonderheiten der jeweiligen Behinderung je nach Funktionsverlust darstellen. In der Regel wirst Du im Auftrag gefragt, ob diese oder jenes Merkzeichen zum Tragen kommt. Du kannst aber auch den Auftraggeber darauf hinweisen, dass die Voraussetzungen für eines oder mehrere der Merkzeichen erfüllt sind.

> **Merkzeichen im Schwerbehindertenausweis**
> - Merkzeichen G – erheblich beeinträchtigt in der Bewegungsfähigkeit
> - Merkzeichen aG – außergewöhnliche Gehbehinderung
> - Merkzeichen H – Hilflosigkeit
> - Merkzeichen Bl – Blindheit
> - Merkzeichen „Gl" – Gehörlosigkeit
> - Merkzeichen „TBl" – Taubblindheit
> - Merkzeichen „B" – Begleitperson
> - Merkzeichen „RF" – Rundfunk/Fernsehen
> - Merkzeichen „1. Kl" – 1. Klasse
> - Merkzeichen „EB" – Entschädigungsberechtigt
> - Merkzeichen „VB" – Versorgungsberechtigt „Kriegsbeschädigt"

Hinweise

Wie in allen anderen Rechtsgebiet ist hier neben der Anamnese die körperliche Untersuchung von einer wirklich ausschlaggebenden Bedeutung. Ich kann hier nur nochmal auf die schon in Kap. 4 beschriebene Systematik verweisen, in der Du Dich vom Überblick über Regionen hin zu den einzelnen geschädigten Bereichen arbeitest. Gehe immer davon aus, dass Dein Proband Gesundheitsstörungen in verschiedensten Körperregionen beklagt. Diese alle musst Du systematisch finden und in Deinen Untersuchungsbefunden beschreiben und werten. Ein systematischer Untersuchungsgang des gesamten Probanden ist hier praktisch alternativlos.

6.7   Soziales Entschädigungsrecht

Michael Oberst

Übersicht
- Rechtsgebiet: Sozialrecht (SGB XIV)
- Kausalitätstheorie: Relevanztheorie (Theorie der wesentlichen Bedingung)
- Beweisregeln:
- Vollbeweis für schädigendes Ereignis, primäre und sekundäre Gesundheitsstörung
- Hinreichende Wahrscheinlichkeit für die Zusammenhänge
- Einschätzung nach den „Versorgungsmedizinischen Grundsätzen" („Grad der Schädigungsfolgen"; GdS, ohne %-Angabe!)

Das Soziale Entschädigungsrecht ist Teil des Sozialrechts. Hier hat der Staat eine Personengruppe definiert, für deren gesundheitlichen Schaden (bzw. dessen Folgen) die Gemeinschaft (d. h. alle Bürger dieses Landes) aufkommen soll. Der Grundgedanke des Gesetzgebers hierbei war die Überlegung, dass diejenigen Menschen, die ohne eigene Schuld bzw. während einer Tätigkeit „im Auftrag des Staates" eine Gesundheitsstörung erleiden, eine entsprechende Entschädigung durch die Gemeinschaft erhalten sollen. In allererster Linie sind hier die Versorgungen der Kriegsopfer der Weltkriege zu nennen. Nach dem Ersten und besonders auch nach dem Zweiten Weltkrieg (Bombenangriffe auf viele Städte!) gab es viele Menschen, die Kriegsverletzungen erlitten hatten. Verkrüppelte Extremitäten und amputierte Gliedmaßen waren praktisch „an der Tagesordnung" – all diese Menschen mussten versorgt werden, sei es durch medizinische Maßnahmen oder verschiedenste Hilfsmittel (Prothesen, Gehstützen, Rollstuhl etc.).

Neben den Kriegsopfern gibt es im SGB XIV weitere Anspruchsgrundlagen, für die der Staat eine Versorgung der Opfer vorsieht, z. B.:

- Wehr- oder Zivildienst,
- Gewalttaten,
- Impfgeschädigte,
- Rechtswidrig Verfolgte der DDR

Die umfangreichen Teilgesetze des Sozialen Entschädigungsrechts wurden zwischenzeitlich im SGB XIV zusammengefasst, welches am 01.01.2024 vollständig in Kraft treten wird. Insofern beziehen sich alle weiteren Ausführungen, die wir nachfolgend besprechen, auf diese Neuregelung.

Was ist nun das Besondere an diesem Rechtsgebiet? Das sind natürlich die besonderen Entschädigungstatbestände, die der Gesetzgeber definiert hat. Ganz besonders hier zu nennen sind die Gewalttaten bzw. deren Opfer. Wenn jemand im Rahmen eines Raubüberfalls verletzt wird oder bei einem illegalen Autorennen als Unbeteiligter „umgefahren" wird und hierdurch einen Schaden erleidet, tritt der Staat mit dem Sozialen Entschädigungsrecht ein. In diesem Zusammenhang ist es natürlich klar, wann und wo an dieser Stelle der medizinische Gutachter ins Spiel kommt: Er muss den gesundheitlichen Schaden feststellen und anschließend den „Grad der Schädigungsfolgen" nach den „Versorgungsmedizinischen Grundsätzen" einschätzen damit eine entsprechende Entschädigung bezahlt bzw. die entsprechende Unterstützung gewährt werden kann. Die grundsätzlichen Abläufe, die dann innerhalb einer Begutachtung im Sozialen Entschädigungsrecht ablaufen, sind dieselben, wie bei der Gesetzlichen Unfallversicherung (Kap. 6). Auch hier müssen im ersten Schritt das schädigende Ereignis, die sog. „primäre Gesundheitsstörung" sowie die „sekundäre Gesundheitsstörung" im Sinne des Vollbeweises festgestellt werden. Anders als bei der gesetzlichen Unfallversicherung kann das „schädigende Ereignis" selbst auch ein über einen längeren Zeitraum einwirkender Vorgang sein, der sich auf die Gesundheit auswirkt. Ein „schädigendes Ereignis" könnte in diesem Zusammenhang beispielsweise eine länger währende Exposition mit Giftgas im Rahmen des Einsatzes als Soldat im 2. Weltkrieg darstellen oder eine längerfristige Exposition gegenüber ionisierender Strahlung.

Eine Besonderheit hält natürlich auch dieses Rechtsgebiet für Dich bereit. Es ist die sogenannte „*Kann-Versorgung*". Damit ist gemeint, dass hier Krankheitsbilder zu einer Entschädigung führen können, selbst wenn sie nicht komplett „im Vollbeweis" gesichert werden können. Ob eine sogenannte Kann-Versorgung auch wirklich zum Tragen kommt, sagt Dir aber der Auftraggeber. Von Dir aus wirst Du sie nicht anwenden.

Selbstverständlich fallen unter das Soziale Entschädigungsrecht auch psychische Folgen, die sich beispielsweise einstellen können, nachdem jemand Opfer einer Gewalttat geworden ist. Auch hier besteht die gutachterliche Schwierigkeit sehr oft darin, mögliche vorbestehende Probleme von denen abzugrenzen, die im Zusammenhang mit einer stattgehabten Gewalttat entstanden sind.

Um einen Maßstab von derartigen Gesundheitsstörungen zu erlangen erfolgt die Einschätzung nach dem „Grad der Schädigungsfolgen". Diese Bezeichnung darfst Du nicht mit Begriffen aus anderen Rechtsgebieten verwechseln! (z. B. Minderung der Erwerbsfähigkeit oder Invalidität).

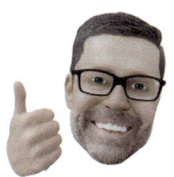

Rookie-Regel #58
GdS (Grad der Schädigungsfolgen) ist nicht gleich MdE (Minderung der Erwerbsfähigkeit)!

Die Besonderheit des GdS besteht darin, dass die Werte exakt den Beurteilungen des „Grad der Behinderung" aus dem Sozialgesetzbuch IX entsprechen. Wir haben hier also die Besonderheit, dass ein Bewertungssystem vorliegt, das für zwei verschiedene Bereiche (Grad der Schädigungsfolgen bzw. Grad der Behinderung) per Verordnung vorgeschrieben ist. Es handelt sich um die „Versorgungsmedizinischen Grundsätze" als Anlage der „Versorgungsmedizin-Verordnung", auf die verwiesen wird.

Im Sozialen Entschädigungsrecht können gewisse Schädigungsfolgen (nachgewiesen durch eine gutachterliche valide Einschätzung), die den Betreffenden unfähig machen, einen bestimmten Beruf auszuüben, zu einer erhöhten Entschädigung führen.

Sofern dauerhafte Hilfen für das tägliche Leben notwendig sind (beispielsweise eine Pflegezulage oder Leistungen zur medizinische Reha oder zur Teilhabe), steht hierfür ebenfalls das Soziale Entschädigungsrecht ein.

Auch im Sozialen Entschädigungsrecht gibt es, genauso wie in der gesetzlichen Unfallversicherung, eine Grenze, ab deren Überschreitung entsprechende Rentenzahlungen geleistet werden. Du erinnerst Dich an die „magische Grenze" von 20 % MdE in der gesetzlichen Unfallversicherung. Diese Grenze liegt im Sozialen Entschädigungsrecht ab einer Bemessung des GdS von 25. Sofern Du aufmerksam mitgelesen hast, ist Dir inzwischen selbstverständlich aufgefallen, dass im Zusammenhang mit dem GdS kein %-Zeichen angegeben wird! Es wird lediglich die Zahl benannt. Des Weiteren kann ein GdS erst dann geltend gemacht bzw. eingeschätzt werden, wenn die zugrunde liegende Schädigung bzw. das daraus resultierende Funktionsdefizit länger als 6 Monate andauert.

Literatur

Allgemeine Bedingungen für die Berufsunfähigkeits-Versicherung Stand: 28.04.2021
Die Begutachtung für die private Berufsunfähigkeitsversicherung, 2. Auflage, W. Hausotter, K.-J Neuhaus 2019 VVW GmbH Karlsruhe
https://publikationen.dguv.de/praevention/arbeitsmedizin/3057/grundlagen-der-begutachtung-von-arbeitsunfaellen-erlaeuterungen-fuer-sachverstaendige
https://www.gdv.de/de/ueber-uns/unsere-services/musterbedingungen-23924
https://www.gesetze-im-internet.de
Juristische Fakultät der Julius-Maximilians-Universität Würzburg Konversatorium zum Bürgerlichen Recht IIb Sommersemester 2018 Zusätzliche Materialien Markus Welzenbach https://www.jura.uni-wuerzburg.de
Ludolph, E. Der Unfallmann, 14. Auflage. Springer Verlag Heidelberg 2023
Elmar Ludolph, Jürgen Schürmann und Peter W. Gaidzik Kursbuch der ärztlichen Begutachtung ecomed-Storck GmbH (Periodikum)
Merkblätter zur Gutachtenerstellung Institut für Rehabilitationsforschung und Personenschaden-Management, An-Institut an der Medizinischen Hochschule Brandenburg Theodor Fontane www.irp-mhb.de
Merkzeichen im Schwerbehindertenausweis https://www.vdk.de/deutschland/pages/themen/behinderung/12733/der_schwerbehindertenausweis_merkzeichen?dscc=ok
Leistungspflicht bei Schwersterkrankung, F. Mettke, F. Lehmann, I. Schmidt, J. Schmidt, Institut für Rehabilitationsforschung und Personenschaden-Management, An-Institut an der Medizinischen Hochschule Brandenburg, Versicherungswirtschaft Juni 2020

Musterbedingungen – GDV https://www.gdv.de › musterbedingungen-23924

Schönberger, Mertens, Valentin: Arbeitsunfall und Berufskrankheit. Rechtliche und medizinische Grundlagen für Gutachter, Sozialverwaltung, Berater und Gerichte. Erich-Schmidt-Verlag Berlin. 9. Auflage 2017

Versorgungsmedizin-Verordnung Bundesministerium für Arbeit und Soziales https://www.bmas.de › Downloads › Publikationen

Besonderheiten in den Fachgebieten

7

Martina Lillemeier, Ulf Niederstadt, Stefan Mainus,
Friedemann Mettke, Andreas Wilke und Jörg Schmidt

Inhaltsverzeichnis

M. Lillemeier (✉)
Fachärztin für Neurologie, Schmiederklinik, Gerlingen, Deutschland

U. Niederstadt
Facharzt für Augenheilkunde, Konstanz, Deutschland
e-mail: mail@ulfniederstadt.de

S. Mainus
HNO-Gemeinschaftspraxis Berlin Adlershof, Berlin, Deutschland
e-mail: praxis@hno-adlershof.de

F. Mettke
Fachgebiet Urologie, Institut für Rehabilitationsforschung und Personenschaden. Management,
Medizinische Hochschule Brandenburg Theodor Fontane, Berlin, Deutschland
e-mail: friedemann.mettke@reha-assist.com

A. Wilke
Kardiologische Praxis Papenburg, Papenburg, Deutschland

J. Schmidt
Institut für Rehabilitationsforschung und Personenschaden-Management (IRP), Medizinische
Hochschule Brandenburg Theodor Fontane, Berlin, Deutschland
e-mail: dr.med.joerg.schmidt@reha-assist.com

© Der/die Autor(en), exklusiv lizenziert an Springer-Verlag GmbH, DE, ein Teil
von Springer Nature 2023
M. Oberst, J. Schmidt (Hrsg.), *Medizinische Begutachtung für Einsteiger*,
https://doi.org/10.1007/978-3-662-66060-7_7

▶ Die grundsätzlichen Überlegungen aus den vorausgegangenen Kapiteln gelten selbstverständlich für jedes klinische Fach. Aber es liegt natürlich in der Natur der Sache, dass die verschiedenen medizinischen Fachgebiete Besonderheiten der Begutachtung aufweisen. Selbige sollen für den Bereich der Neurologie, der Augenheilkunde, der HNO-Heilkunde, der Urologie und der inneren Medizin in diesem Kapitel dargestellt werden.

7.1   Das neurologische Gutachten

Martina Lillemeier

Nachdem Du bis hierhin schon viel über die Gutachtenerstellung erfahren hast, folgt nun ein tieferer Blick in die Erstellung eines neurologischen Gutachtens. Das neurologische Gutachten kann natürlich ein Hauptgutachten sein, aber auch ein Zusatzgutachten zum Beispiel bei einem Polytrauma mit Schädel-Hirn-Trauma.

Als angehender Neurologe solltest Du Dich nicht scheuen, Dir im Rahmen Deines Gutachtens selbst ein komplettes Bild, einschließlich der Befunderhebung zu Neurokognition oder Psychopathologie zu machen. Sollte Deine Beurteilung eine hohe Relevanz dieser Störungen ergeben und eine genauere spezifische gutachterliche Beurteilung sinnvoll sein, dann solltest Du ein Zusatzgutachten in Erwägung ziehen und in Deinem Gutachten auch empfehlen. Es kann schwer sein, die Relevanz der Störungen einzuschätzen und damit die Entscheidung über ein Zusatzgutachten zu treffen. Scheue Dich nicht, dies mit dem Facharzt, der das Gutachten mit Dir erstellt, zu diskutieren.

Vor der gutachterlichen Untersuchung solltest Du folgendes beachten
Die dem Gutachtenauftrag beiliegenden Unterlagen können bei neurologischen Gutachten sehr umfangreich sein und viele Seiten umfassen, falls es sich um längere Krankheitsverläufe handelt. Es lohnt sich, diesen Berg durchzuarbeiten! Du kannst Dir dabei in Stichworten die wichtigsten Punkte des Krankheitsverlaufs notieren und prüfen, ob alle Untersuchungsbefunde vorliegen und diese gegebenenfalls nachfordern (vgl. Aktenspiegel – Rookie-Regel #13). Vor allem bei neurologischen Gutachten zu Diagnosen wie Polytrauma mit Schädel-Hirn-Trauma (SHT) ist auf das Vorhandensein neuroradiologischer Untersuchungen zu achten, hierzu sollten Dir die Befunde, und, wenn möglich, auch die dazugehörigen Bilder vorliegen. So kannst Du auch entscheiden, ob Verlaufsuntersuchungen für das Gutachten notwendig sind oder nicht. Wichtig: Deine gutachterliche Einschätzung kannst Du nur auf die Befunde stützen, wenn diese Dir vollständig vorliegen!

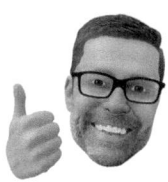

Rookie-Regel #59
Erweitere Deinen Horizont in Bezug auf die neurologische
Untersuchung.

Mit den Gutachtenunterlagen erhältst Du auch Informationen über die bestehenden Diagnosen. Hier ist es wichtig, sich für die neurologische Untersuchung des Probanden vorab zu überlegen, welche speziellen neurologischen Untersuchungen und Tests ergänzt werden sollten (z. B. Lhermitte-Phänomen bei Kopfneigung oder Sehvermögen bei Neuritis nervi optici bei einer MS-Erkrankung/Uhrentest und MMT bei Demenz).

Überlege dabei bitte, was Du selbst in einem vertretbarem Zeitrahmen innerhalb des Gutachtens durchführen kannst bzw. was je nach Fragestellung besonders wichtig ist. Manchmal ist ein zusätzlicher Untersuchungsschritt auch zur Objektivierung von subjektiven Beschwerden des Probanden hilfreich. In der Literatur findest Du unter den entsprechenden Erkrankungen noch viele ergänzende diagnostische Möglichkeiten, um die Aussagekraft Deiner Untersuchung zu erhöhen.

Kläre im Vorfeld, ob eine Begleitperson beim Gutachten anwesend sein darf bzw. soll. Prüfe zuerst, ob der Auftraggeber dazu im Gutachtenauftrag bereits Stellung genommen hat. Ansonsten kann der Proband befragt werden, ob er die Anwesenheit einer Begleitperson wünscht. Grundsätzlich ist es sinnvoll, den Probanden alleine, ohne äußere Beeinflussung von Begleitpersonen, zu untersuchen. Neurologische probanden können allerdings vielfältige Funktionsstörungen vorweisen, die es dem Probanden zum Teil unmöglich machen, eine gutachterliche Untersuchung ohne Begleitperson zu bewältigen. Dies ist insbesondere bei schweren Aphasien oder kognitiven Störungen der Fall. Dennoch solltest Du versuchen, Dir zunächst ohne Anwesenheit der Begleitperson ein Bild von Deinem Probanden zu machen. Du kannst die Begleitperson gegebenenfalls im Verlauf zur Unterstützung dazu bitten.

Inhalte, die Du über die Begleitperson fremdanamnestisch erhältst, müssen im Gutachten selbstverständlich eindeutig als solche erkennbar sein.

Vermerke in Deinem Gutachten auch die Teilnahme einer Begleitperson („… der Proband kam in Begleitung seiner Ehefrau zur gutachterlichen Untersuchung und war mit ihrer Anwesenheit/Befragung einverstanden"). Sollte eine Sprachbarriere bestehen, ziehe einen professionellen Dolmetscher hinzu, damit persönliche Interessen die Übersetzungen nicht beeinflussen.

Die neurologische Anamnese
Bei der neurologischen Anamnese wird Dir der Patient möglicherweise eine ganze Reihe an Beschwerden aufzählen. Höre sie Dir an und lasse sie Dir, eventuell unterstützt durch

gezieltes Nachfragen (Chronologie, Ausprägung, Beeinflussbarkeit), genau schildern. Dies hilft später bei der Konsistenzprüfung (siehe unten). Beschwerden sind eine Art Selbstbeurteilung des Patienten, also subjektiv, nimm sie daher als Zitat oder in indirekter Rede in Dein Gutachten auf.

Ein wichtiger Teil der Anamnese besteht aus der Sozial- und Berufsanamnese. Im beruflichen Krankenhausalltag wird der Sozial- und Berufsanamnese oft wenig Bedeutung beigemessen – im neurologischen Gutachten hingegen sind diese Anamnesen für die Beantwortung der Gutachtenfragen wichtig. Nimm Dir dafür also genügend Zeit. Achte bei der Sozialanamnese insbesondere auf Angaben zu Wohnumfeld (Wohnebenen, Treppen, Fahrstuhl, schmale Türen etc.), Teilnahme am Straßenverkehr, Schwerbehinderung, Vollmachten/Betreuung oder vorhandene Hilfsmittel (Rollstuhl, Rollator, Orthesen, Pflegebett etc.).

Bei der Berufsanamnese liegt der Fokus auf Ausbildung, beruflichem Werdegang sowie letzter beruflicher Tätigkeit. Dabei solltest Du auch die körperlichen oder kognitiven Anforderungen der zuletzt ausgeübten Tätigkeit in das Gutachten aufnehmen. Eine entsprechend ausführlich erhobene soziale und berufliche Anamnese ermöglicht es, die aus einer Erkrankung resultierenden Leistungseinschränkungen im Alltag und Beruf zu beurteilen.

Ebenso sind bei der Anamneseerhebung mögliche Störungen der Blasen- oder Mastdarmfunktion abzufragen, bei Männern auch der Erektion. Es ist ein sensibles, und für manche schambehaftetes Thema. Manche Probanden nennen von sich aus keine diesbezüglichen Beschwerden, aber viele neurologische Erkrankungen führen zu diversen Störungen, sodass hier unbedingt nachgefragt werden sollte.

Die neurologische Untersuchung

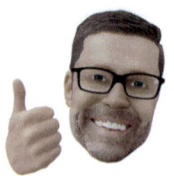

Rookie-Regel #60
Untersuche immer ruhig, strukturiert und gründlich. Erhebe nur Befunde und nicht Beschwerden und beschränke Dich auf Dein Fachgebiet (vgl. auch Rookie-Regel #11).

Nachfolgend eine einfache Struktur für eine neurologische Untersuchung:

1. Re-/Li-Händer, Meningismus, Kalottenklopfschmerz,
2. Hirnnerven,
3. Kraft und Motorik,
4. Reflexe,
5. Sensibilität,
6. Koordination, Mobilität
7. psychopathologischer Befund.

Viele weitere Vorlagen und Gliederungen findest Du in der Literatur. Vielleicht hast Du auch schon Deine eigene Struktur gefunden, dann gehe danach vor. Hilfreich ist es auch, bereits parallel zur Untersuchung einen Untersuchungsbogen zu führen und Dir zu pathologischen Untersuchungsergebnissen Notizen zu machen, damit Du am Ende Deine Untersuchung vollständig in das Gutachten aufnehmen kannst. Nutze Hilfsmittel wie die Innervationsschemata der peripheren/zentralen Nerven, ein Vigorimeter, mache zum Beispiel den 6-min-Gehtest bzw. lasse den Probanden mehr als nur wenige Schritte im Untersuchungszimmer gehen.

Zu einer gründlichen Untersuchung gehört auch, einen Probanden der im Rollstuhl sitzt vollständig zu untersuchen. Achte darauf, ob er in der Lage ist, sich an die Bettkante zu setzen, frei zu sitzen, in den Stand zu kommen oder mitHilfe 1–2 Schritte zu gehen, anstatt unter dem Abschnitt „Koordination/Mobilität" lapidar zu schreiben „Proband saß im Rollstuhl".

Die gutachterliche neurologische und psychopathologische Untersuchung beginnt viel früher als Du denkst. Nicht die Aufforderung an den Probanden, sich für die Untersuchung frei zu machen, ist der Start der neurologischen Untersuchung, sondern die erste Sekunde des persönlichen Kontaktes. Beobachte den Probanden von Anfang an. So kann sich schon beim Erstkontakt zeigen, ob Du einem zugewandten, freundlichen, einem nervösen, unruhigen oder einem verschlossenen, misstrauischen Probanden gegenüberstehst, ob er sich sorgfältig vorbereitet hat (zum Beispiel alle Unterlagen mitbringt), sich rasch in der gutachterlichen Situation zurechtfindet oder in Begleitung erscheint, was eventuell auch durch Funktionsstörungen (Paresen, Gangstörung, Sprachstörung etc.) bedingt sein kann. Beobachte auch, wie sich der Proband über eine in der Regel länger dauernde Gutachtenuntersuchung verhält. Ändert sich die Konzentrationsfähigkeit? Wird er müde oder nervös und unruhig? Dies kann Dir zum Beispiel bei der Beurteilung der kognitiven Leistungsfähigkeit oder des psychopathologischen Befundes helfen. Es ist zu empfehlen, den psychopathologischen Befund wie folgt aufzuteilen:

1) subjektiver Beschwerdevortrag,
2) Verlaufsbeobachtung (während Gutachten),
3) Befund nach AMDP-Kriterien.

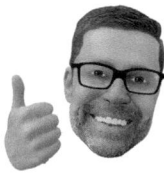

Rookie-Regel #61
Unterscheide strikt zwischen Beschwerden und Befund.

Die genaue Trennung zwischen Beschwerden und Befund ist wichtig und oftmals schwierig. Neurologische Erkrankungen führen zu vielerlei geklagten Beschwerden, die oft schwer fassbar oder objektivierbar sind. Das heißt, die Beschwerden eines Probanden können nicht immer 1:1 im Befund dargestellt werden. Zu diesen zum Teil nur subjektiv empfundenen oder schwer beschreibbaren Beschwerden gehören zum Beispiel Schwindel, Schmerzen, Ängste oder Schlafstörungen. Eine kurze Erläuterung am Beispiel des Schwindels: Der Proband gibt bei der Anamnese Schwindel an, bei der körperlichen Untersuchung findest Du Auffälligkeiten beispielsweise beim Einbeinstand, Romberg-Stehversuch oder Seiltänzergang, die Du als Befunde dokumentieren kannst. Der Schwindel an sich ist aber eine Beschwerde! Diese musst Du durch eine spezifische Anamnese genauer darstellen, indem Du den Probanden nach Art, Dauer, Trigger, Beeinträchtigung bei Mobilität oder Nebenbeschwerden wie Übelkeit, Kopfschmerz etc. befragst. Im Gutachten beschreibst Du den Schwindel dann als Beschwerde, im Befund finden sich dazu passende Ergebnisse einzelner Untersuchungsschritte.

Schmerzen sind in der Schilderung sehr von den Eigenschaften des Einzelnen abhängig, vor allem bei sehr diffuser Schilderung ist eine Darstellung durch den Probanden anhand einer Zeichnung (Abbild eines menschlichen Körpers von vorne und hinten – der Proband zeichnet seine Schmerzpunkte ein) ein gutes Mittel, dies besser einschätzen zu können. Zudem ist dies auch ein Hilfsmittel für die Validierung (siehe unten).

Befunde sind objektiv (zum Beispiel der Reflexstatus), ebenso die Beurteilung der Orientierung durch Fragen zu Ort, Zeit, Situation und Person. Diese werden unter dem aufgenommen. Der neurologische Befund soll keine Beschwerdeschilderung beinhalten, diese gehört in die aktuelle Anamnese.

Beschwerdevalidierung und Konsistenzprüfung

Im Rahmen der Beschwerdevalidierung triffst Du auf Begriffe wie Simulation, Aggravation oder Krankheitsgewinn. Simulation bedeutet eine bewusste Vortäuschung von Beschwerden, die nicht vorhanden sind. Aggravation ist die übermäßige Schilderung einer krankhaften Störung, die von dem Probanden zum eigenen Vorteil eingesetzt wird, zum Beispiel um eine höhere Einstufung der Erwerbsminderung zu erlangen. Nutzt der Proband seine Erkrankung bewusst, um mehr Zuwendung seiner Umgebung zu erlangen, so spricht man von sekundärem Krankheitsgewinn.

Eine gute Einschätzung in Bezug auf Validierung (Prüfung auf Echtheit) oder Konsistenz (Zusammenhang von Symptom und Erkrankung) kann insbesondere bei neurokognitiven Störungen erschwert sein. Hier sollte bei der Beurteilung zwischen verminderter Leistungsfähigkeit infolge der Erkrankung, einer möglicherweise fehlenden Leistungsbereitschaft oder einer (bewussten) Vortäuschung unterschieden werden. Es ist daher nicht nur in Bezug auf die neurokognitiven Störungen hilfreich, den Probanden während des gesamten Gutachtens in seinem Auftreten, seiner Reaktion und Kommunikationsweise zu beobachten. Auch ergänzende Diagnostik wie elektrophysiologische Untersuchungen (Nervenleitgeschwindigkeit, evozierte Potenziale etc.) oder diverse standardisierte Tests zur Validierung können Deine Einschätzung unterstützen. Eine gute Übersicht der Validierungsmöglichkeiten enthält zum Beispiel das Buch „Neurowissenschaftliche Begutachtung" von Widder und Gaidzik (Neurowissenschaftliche Begutachtung, 3. Auflage 2022, Thieme-Verlag).

Die Bewertung der Beschwerden und Befunde auf Konsistenz umfasst die Überprüfung im Hinblick auf Diskrepanzen (Missverhältnis zwischen zwei miteinander in Beziehung stehenden Dingen) und Inkonsistenzen (Widersprüchlichkeit oder Unbeständigkeit).

Zur Erläuterung folgendes Beispiel: Der Proband beklagt eine massive Schwäche der Hand und zeigt bei der klinischen Untersuchung keinerlei Funktion. Das klinische Bild entspricht dem einer schweren Lähmung. Bei der Untersuchung fällt allerdings auf, dass die Hand- und Unterarmmuskulatur gut ausgebildet ist und keine Atrophie zeigt. Bei einer anamnestisch angegebenen, länger bestehenden schweren Lähmung solltest Du allerdings eine Atrophie der entsprechenden Muskelgruppen finden. Zeigt sich aber eine kräftig ausgebildete Unterarmmuskulatur, liegt eine Diskrepanz vor. Das heißt, das Ausmaß, in dem der Proband über die Störung klagt (schwere Lähmung der Hand), stimmt nicht mit dem Befund (keine Atrophie) überein. Für die festgestellte Diskrepanz kann eine erklärende Ursache zum Beispiel eine Therapie mit Elektrostimulation sein, die zum Erhalt der Unter- und Handarmmuskulatur trotz schwerer Lähmung beigetragen hat.

Ein weiteres Beispiel: Der Proband beklagt einen ständigen starken Schwindel. Bei der klinischen Untersuchung des Ganges läuft er breitbeinig und schwankend mit häufigen Ausfallschritten, fällt dabei fast hin, kann sich aber rechtzeitig auffangen. Im Romberg-Stehversuch kann er über mehrere Sekunden still stehen, es ist kein Schwanken festzustellen. Der Einbeinstand wird mit rudernden weiten Armbewegungen über mehrere Sekunden ohne Sturz durchgeführt. Es liegt somit eine erkennbare Inkonsistenz zwischen Schilderung des Probanden und dem Untersuchungsbefund vor.

Im Gutachten müssen Beschwerdeschilderung und Untersuchungsbefund sachlich dokumentiert und der Widerspruch in die Beurteilung aufgenommen werden. Gleiches gilt für festgestellte Diskrepanzen. Das Suchen und Erkennen von Diskrepanzen und Inkonsistenzen ist selbst für erfahrene Neurologen oft schwierig und braucht Erfahrung. Weitere Erläuterungen, Kriterien und Beispiele findest Du in der entsprechenden Literatur.

Zusatzuntersuchungen
In der Neurologie gibt es vielfältige Zusatzuntersuchungen wie Elektroenzephalografie, Elektroneurografie, Elektromyografie, Duplexsonografie, Computertomografie, Kernspintomografie, Angiografie usw. Üblicherweise bringt der Proband Untersuchungsbefunde mit, sodass diese nach Aktenlage in das Gutachten einbezogen werden können. Solltest Du bei der Untersuchung Befunde erheben, die eine weitere Diagnostik begründen, oder sollte die vorliegende Diagnostik unvollständig sein, so kannst Du das Gutachten um weitere Untersuchungen ergänzen. Behalte dabei im Auge, dass dies nur dann erfolgen sollte, wenn es zur Beantwortung der Gutachtenfragen beiträgt und denke daran, dass die Kostendeckung eventuell vorab mit dem Auftraggeber geklärt werden muss.

Solltest Du ergänzende Untersuchungen als notwendig erachten und durchführen, so sind diese Befunde und evtl. Messwerte (z. B. aus der Elektrophysiologie) vollständig im Gutachten aufzuführen. Zum Beispiel sollte bei einem Karpaltunnelsyndrom im Befund nicht nur stehen „Karpaltunnelsyndrom rechts", sondern auch die gemessene Nervenleitgeschwindigkeit und Latenz (vgl. auch Kap. 3: Die gutachterliche Untersuchung).

Diagnosestellung

Die neurologischen Diagnosen, die Du im Rahmen der Begutachtung feststellst, sollten nach ICD-10 aufgeführt werden. Es sollen nur Funktionsstörungen und Diagnosen aufgenommen werden, die bei der gutachterlichen Untersuchung durch den Untersucher auf seinem Fachgebiet erhoben werden.

Bemessung/Leistungsbeurteilung

Die allgemeinen Grundsätze der Gutachtenerstellung aus Kap. 1 gelten natürlich auch für das neurologische Gutachten. Die entsprechenden Bewertungsgrundlagen der verschiedenen Rechtsgebiete hast Du bereits in Kap. 6 kennengelernt.

So können beispielsweise bei Gutachten für eine private Unfallversicherung die festgestellten kognitiven Funktionsstörungen nur dann berücksichtigt werden, wenn sie zweifelsfrei durch eine strukturelle Schädigung (z. B. Hirnblutung durch schweres SHT) verursacht wurde. In diesem Fall würde dann eine Bemessung (außerhalb der Gliedertaxe!) in % erfolgen. Achte auch darauf, dass in der PUV psychische/seelische Unfallfolgen ausgeschlossen sind und nicht in die Bewertung einfließen dürfen.

Wichtig ist es, bei der Bewertung ineinandergreifender Funktionsstörungen die zugrunde liegenden Ursachen hinsichtlich ihrer Kausalitäten herauszuarbeiten und zu bewerten: Eine Gangstörung kann einerseits durch eine Polyneuropathie mit Sensibilitätsstörung, andererseits durch eine gleichzeitig vorliegende Hemiparese mit Gesichtsfelddefekt bedingt sein (ineinandergreifende Funktionsstörungen).

Richte Dich bei den Fragen zur Kausalität an die Fragestellung bzw. den Bestimmungen des jeweiligen Rechtsgebietes (Kap. 5).

Ich hoffe, Du hast nun einen ersten Überblick über das neurologische Gutachten, der es Dir hoffentlich leichter macht, Dein eigenes neurologisches Gutachten zu erstellen. Viel Glück und denke immer daran „Gutachten macht Spaß" – Rookie-Regel #1!!

7.2   Ophthalmologie

Ulf Niederstadt

Das ophthalmologische Gutachten hat einen interessanten und sehr breiten Einsatzbereich. Du wirst über die Vielfalt überrascht sein: Schon mit den Tauglichkeitsgutachten für die Teilnahme am Straßen- oder Schiffs- und Flugverkehr in Freizeit und Beruf, z. B. der Flugtauglichkeit für das Luftsportgerät oder Segelflugzeug bis zum Jet, Airliner oder Helikopter stellen wir die Weichen für einen gewünschten beruflichen Werdegang.

So wird der farbenblinde Elektriker-Azubi später als Elektroniker oder Mechatroniker die Farbcodierung von Kabeln und elektrischen Widerständen nicht entziffern können.

Der Jetpilot ist zwar heute eher weniger auf die richtige Erkennung der Positionslichter angewiesen als sein seefahrender Kollege, der schon wissen sollte, was es bedeutet, wenn sich nachts der Abstand zweier entgegenkommender roter und grüner Lichter voneinander rapide vergrößert. Aber wenn er farbige LCD-Displays in seinem Cockpit nicht richtig interpretieren kann oder die rote Leuchtkugel, die ihm eine Landung verbietet, als solche nicht erkennt, wird es für ihn und andere gefährlich.

Mit Begutachtungen der privaten (PUV) und gesetzlichen (GUV) Unfallversicherung tragen wir zur Klärung eines Anspruchs gegenüber der Versicherung bei, aus dem eine Invalidität oder Minderung der Erwerbsfähigkeit (MdE) oder im Sozialwesen ein Grad der Behinderung (GdB) resultiert. Da ist es fast immer spannend.

Ob Freizeit- oder Arbeitsunfall, Verkehrsunfall, der Unfallverletzte sucht oft eine Kausalität für die Entstehung einer erlittenen Verletzungsfolge oder Erkrankung.

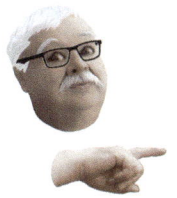

Rookie-Regel #62
Unfälle „passieren" nicht einfach so, sie folgen meist einer Ursachenkette und werden verursacht! Versuche immer, das Unfallgeschehen zu verstehen und prüfe die Plausibilität!

Nach gelegentlichem anfänglichem Desinteresse am lästigen Papierkrieg, den so ein Gutachtenauftrag zunächst mit sich bringt, gewinnt bei Dir schon bald aber die Neugier an dem zugrunde liegenden Geschehen Oberhand. Deine Aufgabe ist die fach- und sachgerechte Beurteilung z. B. auch genetischer Veränderungen, Schädigungen oder Erkrankungen im Bereich des Sehorgans. Deine Begutachtung richtet sich nach Art des Gutachtens, des Auftraggebers und der speziellen Fragestellung.

Neben den in diesem Buch bereits in den vorausgegangenen Kapiteln aufgeführten Bereichen gibt es in der Augenheilkunde noch weit mehr gutachterliche Aufgabenstellungen (Tab. 7.1).

Die Verordnungen haben sich in den letzten Jahren geändert. War es zu der Zeit, als die Führerscheinklassen noch mit Zahlen eingeteilt wurden (also Pkw-Klasse „3" nicht „B", wie heute) unmöglich, von einem einäugigen oder farbenblinden Taxifahrer gefahren zu werden, so kann das heute schon mal passieren.

Bei Piloten gab es zu Zeiten von JAR-FCL3 (Joint Aviation Requirements Flight Crew Licensing) der JAA (Joint Aviation Authorities) Beschränkung der zulässigen Myopie auf −6 dptr, eine LASIK (Laser in situ Keratomileusis, die Methode eine Kurzsichtigkeit durch Reduzierung der Hornhautkrümmung mittels Laserablation zu beseitigen oder zu reduzieren) machte seinerzeit untauglich. Heute, nach den gültigen EASA-Richtlinien (European Union Aviation Safety Agency), der europäischen Variante, gilt dies nicht mehr.

Während es bei den Eignungsgutachten um den Nachweis der Erfüllung einer geforderten Leistungen von Sehschärfe, zulässiger Fehlsichtigkeit (Refraktion), Farbsehvermögen, intaktem Gesichtsfeld, Binokular- und Dämmerungssehen des Probanden geht, geht es bei den anderen Aufträgen um die Feststellung eines Gesundheitsschadens.

Die Liste unfallbedingter Augenschäden reicht weit. Sie wird angeführt von der perforierenden Verletzung von Hornhaut, Sklera, Iris, oft auch Linse mit und ohne Glaskör-

Tab. 7.1 Gutachterliche Aufgabenstellungen in der Augenheilkunde

	Augengutachtenart	Auftraggeber	Fragestellung
1.	Fahreignungsbegutachtung	Patient/Proband	Fahreignung (FeV)
2.	Schiffsführereignungsbegutachtung für Sportboot, Binnen- oder Seeschifffahrt	Patient/Proband	Eignung als Schiffsführer (SBF) (SpFV)
3.	Flugtauglichkeitsbegutachtung	Patient/Proband	Flugtauglichkeit (Kl. 1/2) (EASA)
4.	Berufseignungsbegutachtung Polizeidienst, Bundesbahn, Bundeswehr	Arbeitgeber Proband	Berufliche Eignung
5.	Vorsorgeuntersuchung	Berufsgenossenschaft	Fahreignung (G25) Bildschirmeignung (G37)
6.	Versorgungswesen, Blindenbegutachtung	Versorgungsämter	Blindheit im Sinne des Gesetzes
7.	Gesetzliche Rentenversicherung	Versorgungsämter	Berufsunfähigkeit Erwerbsunfähigkeit
8.	Feststellung einer Berufskrankheit	Berufsgenossenschaft	Berufskrankheit
9.	Gerichtsgutachten	Gericht	Unfallfolgen, Schuldfähigkeit

Abb. 7.1 Oculomotoriusparese. (Aufnahme des Autors, mit Genehmigung der Patientin)

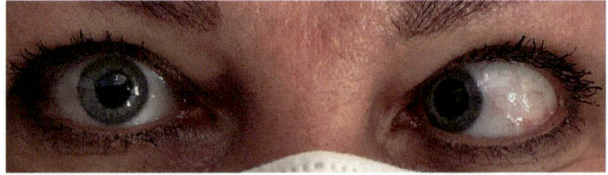

perverlust, Netzhautschaden und Netzhautablösung. Nicht selten führt der Netzhautschaden trotz Vitrektomie postoperativ zu einer PVR-Amotio, die eine Schrumpfung des gesamten Augeninhaltes auslöst und oft mit Erblindung endet.

Eine Oculomotoriusparese, als Folge eines schweren Schädel-Hirn-Traumas, wie bei dieser mit ihrem Pkw auf dem Arbeitsweg verunfallten jungen Dame (Abb. 7.1), bleibt irreparabel.

Gutachtenuntersuchungsgang

Das Auge als hochspezialisiertes Organ aus „automatischer hochauflösender Videokamera" und deren Abbildung auf Fotorezeptoren, die via „LAN-Verbindung" aus Sehnerv und Sehstrahlung mit dem Sehzentrum des Gehirns verbunden sind, hat Dich doch schon spätestens seit Beginn Deiner Facharztausbildung fasziniert. Die Energieversorgung (Durchblutung) ist dafür so wichtig wie die Datenübermittlung mit Regelkreis zur exakten Steuerung der Optik (Fixation, Akkommodation, Fusion und Stereopsis).

Kein Wunder, dass heute die Spezialisierung in diesem „kleinen" Fachgebiet von den vorderen Abschnitten mit Funktion der Tränenwege, Hydrodynamik des Kammerwassers, der Lid- und Linsenchirurgie bis zur Retinologie und Neuroophthalmologie reicht. Die Strabologie verbindet die muskulären und neurologische Elemente.

Die Befunderhebung

Am Anfang unseres Untersuchungsablaufes steht immer die Bestimmung von Brechungszustand (Refraktion), Auflösungsvermögen (Visus), Stellung und Reflexe. Mit unserem wichtigsten Handwerkszeug, der Spaltlampe, überprüfst Du die optischen Medien von Hornhaut, Vorderkammer, Iris, Linse, Glaskörper, Netzhaut mit Macula, Gefäßen und Papille.

Ein weites Feld Deiner Beurteilung nimmt hier die Papillendiagnostik mit aktueller Bildgebung durch HRT (Heidelberg Retina Tomografie®) und dem Zeiss GdX ® ein, mit denen Substanzverluste der Nervenfaserschicht präzise dargestellt werden können. Die Funktion des Kammerwasser – Zu- und Abflusses zeigt Dir die Tonometrie.

Statt nur eines Augenspiegels, wie zu Helmholtz's Zeiten, helfen uns bildgebende Verfahren wie z. B. die Fundus-Panoramadokumentation (Optos®) bei der Netzhautuntersuchung, und die Macula-Morphologie beurteilen wir mit der OCT (Oculären Kohärenz Tomografie) ähnlich einer Computertomografie dreidimensional. Manchmal entdeckst Du auch bei der Begutachtung bisher unentdeckte Augenveränderungen, wie beispielsweise das Aderhautmelanom in Abb. 7.2.

Selbst wenn der Einblick durch Medientrübungen erschwert oder unmöglich ist, können Dir eine B-Bild-Ultrasonografie oder CT/MRT Informationen über Augeninneres und Gewebsbeschaffenheit liefern. All diese Untersuchungstechniken sind aus der heutigen Diagnostik nicht mehr wegzudenken – jetzt musst Du sie nur noch sinnvoll einsetzen und die richtigen Schlüsse daraus ziehen.

Abb. 7.2 Aderhautmelanom. (Aufnahme des Autors)

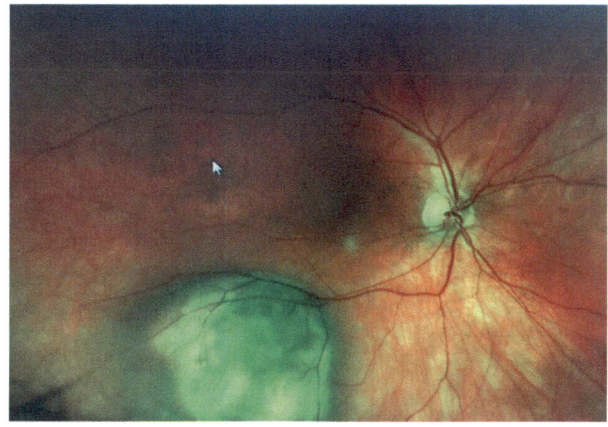

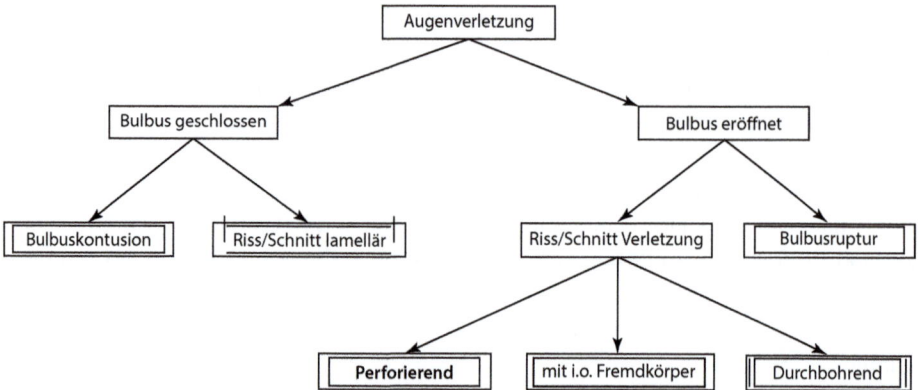

Abb. 7.3 Schwere von direkten Augenverletzung. (Modifiziert nach Kuhn et al. 2004; © Dr. Ulf Niederstadt)

Last but not least: Psychogene Sehstörungen können den Untersucher bei einer ursächlich unklaren, gestörten Sehfunktion ziemlich herausfordern.

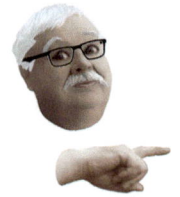

Rookie-Regel #63
Bei allen Augengutachten steht die Sehschärfe an erster Stelle; Gesichtsfelddefekte des betroffenen Auges beispielsweise können die Bewertung zusätzlich erhöhen.

Abb. 7.3 zeigt ein Übersichtsschema für die Einordnung der Schwere von Verletzungsgraden einer direkten Augenverletzung.

Das Sehvermögen, insbesondere Gesichtsfeld ist auch häufig bei schweren Schädel-Hirn-Traumata (SHT) in Mitleidenschaft gezogen.

Gutachterliche Einschätzung in der Ophthalmologie
Gesetzliche Unfallversicherung: Visus-MdE Tabelle der Deutschen Ophthalmologischen Gesellschaft (DOG 1981; Tab. 7.2).

Die Erblindung eines Auges bedingt lt. dieser Tabelle eine MdE von 25 %, Der MdE-Wert ergibt sich, wenn man dem Schnittpunkt der Visusstufen des rechten und linken Auges folgt.

So ist es wichtig, bei der Bewertung eines Schadens Kenntnis von der Funktion vor dem Schadenseintritt zu erlangen. Die MdE kann bei Vorschäden nämlich potenzierend oder mindernd sein. Bei Vorschaden am betroffenen Auge mindernd, bei Vorschaden am nicht verletzten Auge kann sie sich z. T. erheblich steigern.

Tab. 7.2 Visus-MdE-Tabelle der DOG; MdE-%-Satz. (Aus Gramberg-Danielsen 2010; mit freundlicher Genehmigung der DOG)

Sehschärfe RA		1,0	0,8	0,63	0,5	0,4	0,32	0,25	0,2	0,16	0,1	0,08	0,05	0,02	0
LA		5/5	5/6	5/8	5/10	5/12	5/15	5/20	5/25	5/30	5/50	1/12	1/20	1/50	0
1,0	5/5	0	0	0	5	5	10	10	10	15	20	20	25	25	25
0,8	5/6	0	0	5	5	10	10	10	15	20	20	25	30	30	30
0,63	5/8	0	5	10	10	10	10	15	20	20	25	30	30	30	40
0,5	5/10	5	5	10	10	10	15	20	20	25	30	30	35	40	40
0,4	5/12	5	10	10	10	20	20	25	25	30	30	35	40	50	50
0,32	5/15	10	10	10	15	20	30	30	30	40	40	40	50	50	50
0,25	5/20	10	10	15	20	25	30	40	40	40	50	50	50	60	60
0,2	5/25	10	15	20	20	25	30	40	50	50	50	60	60	70	70
0,16	5/30	15	20	20	25	30	40	40	50	60	60	60	70	80	80
0,1	5/50	20	20	25	30	30	40	50	50	60	70	70	80	90	90
0,08	1/12	20	25	30	30	35	40	50	60	60	70	80	90	90	90
0,05	1/20	25	30	30	35	40	50	50	60	70	80	90	100	100	100
0,02	1/50	25	30	30	40	50	50	60	70	80	90	90	100	100	100
0	0	25*	30	40	40	50	50	60	70	80	90	90	100	100	100

Bei Komplikationen durch äußerlich in Erscheinung tretende Veränderungen wie Beweglichkeitseinschränkung, Ptose, entstellende Narben, chronische Reizzustände oder Notwendigkeit, ein Kunstauge zu tragen, beträgt die MdE, sofern hierdurch der Einsatz des Betroffenen auf dem allgemeinen Arbeitsmarkt erschwert ist, 30 %.
* gilt für die unkomplizierte einseitige Erblindung

Tab. 7.3 Invaliditätsgrade beidseitiger Gesichtsfeldausfälle. (Aus Lachenmayr 2012)

Vollständige Halbseiten und Quadrantenausfälle	AUB alt IG	AUB neu IG
Homonyme Hemianopsie	40 %	60 %
Bitemporale Hemianopsie	25 %	35 %
Binasale Hemianopsie	10 %	15 %
Homonymer Quadrantenausfall oben	20 %	25 %
Homonymer Quadrantenausfall unten	30 %	35 %

Die Bewertung des Visusverlustes in der privaten Unfallversicherung richtet sich nach den Allgemeinen Unfallversicherungsbedingungen (AUB) in der für den Vertrag gültigen Version (AUB 1961, 1983 alt/AUB 1988, 1995, 2000 neu).

Der vollständige Funktionsverlust (Visus 0) eines Auges, Erblindung oder Verlust ergibt nach AUB 2020 neu eine Invalidität von 50 %, die beider Augen 100 %.

Invalidität wird in den AUB definiert als „*dauernde Beeinträchtigung der körperlichen und geistigen Leistungsfähigkeit des Versicherten.*" (§ 7AUB 1988 oder Ziff.2.1.1.AUB 2020) (Tab. 7.3).

Ein Beispiel

Eine junge, nur geringgradig kurzsichtige Frau erlitt einen Auffahrunfall der Intensität eines „Parkremplers" ohne eigenes Verschulden. Am Folgetag zeigte sich bei ihr eine Sehverschlechterung durch eine Myopisierung von mehr als −4 dptr ohne nachweisbares Schädel- oder Bulbustrauma. Die Ursache des langwährenden Akkommodationsspasmus, der auch eine Universitätsaugenklinik beschäftigte, lag in einem schon vor längerer Zeit vorausgegangenen kleinen Unfallschaden, den ihr Partner als Eigentümer des „heilix Blechle" seinerzeit mit intensiver, teils wohl auch gewalttätiger Unfreundlichkeit beantwortet hatte. Die Furcht vor deren Wiederholung löste bei ihr nun unbewusst diesen intensiven Akkommodationsspasmus aus.

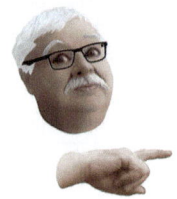

Rookie-Regel #64
Der Pfadfinderspruch „be prepared" gilt auch für Gutachten. Halte Dich an Deine erarbeitete Untersuchungsroutine, aber sei immer auf Überraschungen gefasst.

7.3   HNO-Heilkunde

Stefan Mainus

Wie Du bereits in den Kapiteln zu den allgemeinen Grundlagen der Gutachtenerstellung lesen konntest, ist es auch im Fachgebiet HNO von enormer Bedeutung, für wen Du das Gutachten erstellen sollst, d. h. in welchem Rechtsgebiet Du Deine Bewertungen vornehmen sollst. Deine gutachterlichen Feststellungen von z. B. einer Schwerhörigkeit können sich je nachdem, ob Du von einer gesetzlichen oder privaten Unfallversicherung oder dem Versorgungsamt beauftragt worden bist, erheblich unterscheiden. HNO-Ärzte müssen am häufigsten zu Funktionsstörungen des Ohres gutachterlich Stellung nehmen, aber natürlich auch zu allen anderen Krankheiten oder Verletzungsfolgen in unserem Fachgebiet wie z. B. Verletzungen des Gesichtsschädels oder Stimmstörungen. Eine besonders wichtige Rolle im HNO-Fachgebiet spielen Begutachtungen von Hörstörungen bei Lärmarbeitern. Die Lärmschwerhörigkeit ist in Deutschland seit vielen Jahren die häufigste anerkannte Berufskrankheit. Im Jahr 2020 allerdings waren, bedingt durch die Corona-Pandemie, Infektionskrankheiten die häufigste Berufskrankheit. Die Lärmschwerhörigkeit wurde in diesem Jahr am zweithäufigsten anerkannt (https://www.dguv.de). Aus diesem Grund solltest Du Dich mit der Ätiologie, der Pathogenese, dem Verlauf und den typischen Befunden dieser Erkrankung gut auskennen. Die Königsteiner Empfehlung (letztes Update von 2020) ist eine Leitlinie für die Begutachtung der Lärmschwerhörigkeit; diese solltest Du unbedingt zur Grundlage Deiner Bewertung machen.

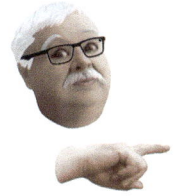

Rookie-Regel #65
Die Königsteiner Empfehlung ist die Grundlage der Begutachtung einer berufsbedingten Lärmschwerhörigkeit!

Häufig muss Du als HNO-ärztlicher Gutachter einen Tinnitus bewerten. Hier ist natürlich nur der otogene Tinnitus von Dir zu beurteilen, einen psychogenen Tinnitus, der Teilsymptom einer seelischen Störung ist, wird ein psychiatrischer Kollege bewerten. Das Problem für Dich als Gutachter besteht darin, dass Du einen Tinnitus nicht objektiv nachweisen kannst. Aber Du kannst durch die Anamnese, die vorliegenden Aktenunterlagen und verschiedene Hör- und Tinnitusuntersuchungen meist einen guten Eindruck zur Plausibilität und dem Schweregrad des Tinnitus bekommen. Wichtig ist, dass Fragebögen zur Evaluation eines Tinnitus im Rahmen einer gutachterlichen Untersuchung ungeeignet sind.

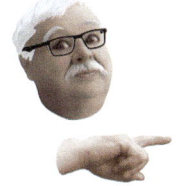

Rookie-Regel #66
Tinnitus-Fragebögen, in denen der Proband seine Beschwerden durch Ankreuzen schildern kann, sind für Deine gutachterliche Bewertung *nicht* hilfreich!

In den Fällen, in denen ein dekompensierter Tinnitus mit weitreichender psychologischer Begleitsymptomatik vorliegt, solltest Du Deinem Auftraggeber vorschlagen, eine zusätzliche psychiatrische Begutachtung des Tinnitus vornehmen zu lassen.

Ein weiteres großes Thema in der HNO-ärztlichen Begutachtung sind Beschwerden an Hör- und Gleichgewichtssinn nach einer Halswirbelsäulenverletzung (HWS-Verletzung). Hier wirst Du meist als Zusatz-Gutachter zu den genannten Beschwerden im Fachgebiet HNO befragt. Dies hat für Dich den Vorteil, dass Du oft auf vorliegende unfallchirurgische, neurologische oder neurochirurgische Gutachten aufbauen kannst, um Dir ein Bild von der Schwere z. B. einer HWS-Distorsion zu machen. Ein Zusammenhang zwischen einer HWS-Distorsion und Funktionsstörungen des Innenohres wird in der HNO-ärztlichen Literatur bis heute kontrovers diskutiert, dies gilt insbesondere für leichtere HWS-Distorsionen. Als HNO-ärztlicher Gutachter solltest Du daher einen solchen Zusammenhang sehr vorsichtig und zurückhaltend bewerten. Wenn Du einen Zusammenhang für wahrscheinlich hältst, sollte der Beginn der Symptome wie z. B. Schwindel oder eine Hörminderung mit Tinnitus in direktem zeitlichem Zusammenhang mit dem Unfall stehen. Berücksichtige dabei aber immer, dass, wie in jedem Gebiet, auch in der HNO-Heilkunde ein Unfallerstschaden im Vollbeweis (!) gesichert werden muss (Kap. 5)!

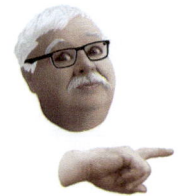

Rookie-Regel #67
Funktionsstörungen am Hör- und Gleichgewichtsorgan nach einer HWS-Distorsion treten immer innerhalb von wenigen Stunden auf!

Anamnese

Mit dem Auftrag zur Begutachtung hast Du in den meisten Fällen schon eine mehr oder minder dicke Akte zum Vorgang zugeschickt bekommen. Wie Du schon in Kap. 2 lesen konntest, ist es wichtig, dass Du diese genau liest und dies vor einer ggf. durchzuführenden Untersuchung des Probanden erledigst (vgl. Rookie-Regel #7). Du weißt dann viel besser, worauf Du im Gespräch zu achten hast und kannst ggf. gezielter nachfragen. Wenn Du gebeten worden bist, die zu begutachtende Person zu untersuchen, achte genau darauf, was diejenige für Angaben zum ersten Auftreten ihrer Beschwerden macht. Dies kann insbesondere bei Funktionsstörungen des Innenohres sehr wichtig sein für Deine Einschätzung. Natürlich bekommst Du durch das Gespräch auch eine ungefähre Vorstellung vom Leidensdruck z. B. durch einen Tinnitus, allein schon dadurch, ob die zu untersuchende Person diesen von allein thematisiert oder Du explizit danach fragen musst und nur vage Angaben dazu erhältst.

Diagnostik

Wenn Dein Gutachtenauftrag auch die Untersuchung der zu begutachtenden Person umfasst, ist ein HNO-ärztlicher Untersuchungsstatus, so wie Du ihn aus der Klinik kennst, obligater Bestandteil des Gutachtens. Ansonsten können je nachdem, welche Funktionsstörungen Du zu bewerten hast, alle möglichen HNO-ärztlichen apparativen Zusatzuntersuchungen notwendig sein. Beschränke Dich dabei jedoch auf die tatsächlich notwendigen Untersuchungen, dies schont die Ressourcen von Deinem Team und Dir und nicht zuletzt auch die Deines Auftraggebers. Es dürfte in den meisten Fällen wenig Sinn machen, zur Begutachtung einer Störung von Geruch und Geschmack alle erdenklichen und zeitraubenden Untersuchungen des Gleichgewichtssinns durchzuführen. Bei Begutachtungen von Hörstörungen und Ohrgeräuschen solltest Du allerdings neben dem obligaten Tonschwellenaudiogramm immer auch ein vollständiges Sprachaudiogramm und objektive Höruntersuchungen (z. B. OAE-Messung, Impedanzaudiometrie, BERA) durchführen. Das Sprachaudiogramm wird in der überwiegenden Zahl Deiner Gutachten die Grundlage Deiner Schadensbewertung sein (vorausgesetzt, die zu begutachtende Person hat ausreichende Kenntnis der deutschen Sprache). Die objektiven audiometrischen Tests und das Sprachaudiogramm geben Dir wichtige Hinweise zur Plausibilität eines angegebenen Hörverlustes.

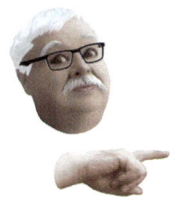

Rookie-Regel #68
Denke immer an das Sprachaudiogramm und die objektiven Audiometrie-
Untersuchungen als Plausibilitätstest des Tonaudiogramms!

Hilfreich und in der Bewertung von Unfallfolgen sogar notwendig sind Befunde von radiologischen, unfallchirurgisch-orthopädischen und neurologischen Fachkollegen. Diese findest Du meist in den Dir zur Verfügung gestellten Akten; eine erneute Beauftragung solcher Untersuchungen durch Dich ist die Ausnahme.

Wertung

Von den Auftraggebern HNO-ärztlicher Gutachten wirst Du sehr häufig zur Kausalität einer Funktionsstörung gefragt. Dies ist auch nicht überraschend, da vor allem Hörstörungen, Tinnitus oder auch Schwindelbeschwerden extrem häufig auch ohne erkennbare Ursache (wie z. B. ein Trauma) in der Bevölkerung vorkommen. Für eine Unfallversicherung kann es deswegen von erheblicher Bedeutung sein, ob es aufgrund der medizinischen Fakten Hinweise für eine Unfallkausalität gibt oder nicht. Es ist Deine Aufgabe, diese ärztlichen Befunde, die für oder gegen eine Kausalität sprechen, in Deiner Beurteilung gut und verständlich darzustellen und so (meist für Nichtmediziner) nachvollziehbar zu machen, warum Du eine Unfallkausalität annimmst oder dies eben nicht tust. Die grundsätzlichen Regeln dazu hast Du in Kap. 5 bereits gelesen.

Je nachdem, in welchem Rechtsgebiet Du dein HNO-Gutachten erstellst, muss Du einige Fallstricke in der Bewertung einer Funktionsstörung beachten. In der privaten Unfallversicherung zum Beispiel werden Hörschäden und Störungen von Geruch und Geschmack nach der Gliedertaxe bewertet. In dieser wird z. B. die vollständige Ertaubung eines Ohres (Hörverlust im Tonschwellen- und Sprachaudiogramm gleich 100 %) mit einer Invalidität von 30 % berücksichtigt. In Deinem Gutachten wirst Du also den eingeschätzten Invaliditätsgrad* in Bruchteilen anzugeben haben. Gleichgewichtsstörungen, Stimm- oder Schluckstörungen sind hingegen nicht nach der Gliedertaxe, sondern außerhalb der Gliedertaxe in % einzuschätzen.

Tinnitus wird im privaten Unfallversicherungsrecht nur dann als Folge eines Unfallschadens anerkannt, wenn ein Innenohrschaden objektivierbar ist und das Ohrgeräusch bestimmte weitere Charakteristika aufweist.

In Gutachten für die gesetzliche Unfallversicherung wirst Du oft nach einer Minderung der Erwerbsfähigkeit (MdE) für eine Schwerhörigkeit mit Ohrgeräuschen gefragt. Hier musst Du dann eine integrative Bewertung (von Hörstörung und Tinnitus zusammen) vornehmen. Achtung: Auch im Bereich der gesetzlichen Unfallversicherung wird Tinnitus nur dann als Folge eines Traumas angenommen, wenn andere nachweisbare Unfallschäden am betroffenen Innenohr durch audiologische Untersuchungen nachzuweisen sind.

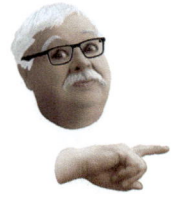

Rookie-Regel #69
Ein Tinnitus ohne weitere objektivierbare Störungen am Innenohr ist in der Regel nicht Unfallfolge!

Für das Versorgungsamt (im Schwerbehindertenrecht) musst Du die jeweilige Funktionsstörung in 10-%-Schritten bewerten.

Wenn Du ein Gutachten zur Berufsunfähigkeit einer Person anfertigen sollst, ist ggf. ein besonderes berufliches Betroffensein zu berücksichtigen. Eine Köchin oder ein Sommelier, die/der durch einen Arbeits- oder Wegeunfall ihren/seinen Geruchssinn vollständig verloren hat und damit immer auch eine Beeinträchtigung des Geschmacks beklagt, ist berufsunfähig.

Derselbe Schaden im Bereich der gesetzlichen Unfallversicherung bedingt hingegen lediglich eine MdE von 20 % auf dem „Allgemeinen Arbeitsmarkt".

7.4   Urologie

Friedemann Mettke

Urologische Gutachten werden für alle Rechtsgebiete, von denen Du bisher in diesem Buch gelesen hast, benötigt. Urologische Gutachten sind zumeist Zusatzgutachten. Entsprechend der Rechtsgebiete, in denen Du Dich bewegen wirst, sind die Schadenseinschätzungen anders. So kurios es klingt, ein hauptberuflicher Callboy wäre bei Versagen seiner Erektion in der Tat berufsunfähig. Deine Aufgabe ist die fach- und sachgerechte Beurteilung von Beschädigungen bzw. Erkrankungen im Bereich der Nieren, der ableitenden Harnwege und des männlichen Genitales zu übernehmen.

Einschätzung/Gutachtenerstellung
Gehe immer nach demselben Standardmuster an die Aufgabe Deines angeforderten Gutachtens heran. Über den sinnvollen und bewährten Aufbau eines Gutachtens hast Du im Kap. 2 gelesen. Generell können alle Erkrankungen und Verletzungen des Urogenitaltraktes zur Begutachtung anstehen.

An **Verletzungen** im urologischen Trakt, die z. B. im Bereich der PUV, der Haftpflicht-versicherungen und der Berufsgenossenschaften zu einer Schadenbewertung führen kön-nen, seien hier genannt:

- **Nierenschädigungen**
- Nach direkten oder indirekten Verletzungen, von der Parenchymeinblutung über parti-elle und komplette Rupturen und Stielabrisse mit allen Folgen.
- **Harnleiterverletzungen**
- Direkte Harnleiterabrisse beim Trauma, Verletzungen bei der Versorgung anderer un-fallbedingter Schäden, Schäden nach Rekonstruktionen, Schäden im Sinne von Strikt-uren mit bleibender Harnableitungsstörung.
- **Blasenverletzungen**
- Direkte Rupturen bei Beckenverletzungen, Verletzungen bei der Versorgung anderer unfallbedingter Schäden, Blasenverlust bei Schwersttraumen (z. B. schwersten Open-Book-Verletzungen). Die Notwendigkeit einer Blasenaugmentation, eines Blase-nersatzes.
- **Blasenlähmungen/Blasenentleerungsstörungen**
- Nach Blasennaht, nach Wirbelsäulenverletzung der versorgenden Segmente, Spätfolge auch Entstehung einer Schrumpfblase oder einer teils autonomen Hyperaktivität.
- **Harnröhrenverletzungen**
- Direkte Harnröhrenverletzungen mit kompletter oder inkompletter Durchtrennung mit der Gefahr einer Strikturbildung (Blasenhalsabriss bei Beckenverletzungen), indirekte Traumen wie ein „Straddle-Trauma", Pfählungsverletzungen u. a.
- **Hoden- und Skrotalverletzungen**
- Offene und nicht offene Traumen, mit und ohne Hodenverlust.
- **Erektionsverlust**
- Nach Gefäßverletzungen und Wirbelsäulenverletzungen häufig beklagt.

Ja, hier ist der junge Praktiker überrascht. Der Erektionsverlust spielt im Bereich der ge-setzlichen Rentenversicherung keine Rolle. Im Bereich der PUV hingegen kann dies mit bis zu 10 % außerhalb der Gliedertaxe eingeschätzt werden.

Befunderhebung
Nach dem Studium des Kap. **4, Das Gutachten,** hast Du schon alles Wesentliche zum op-timalen Vorgehen gelesen. Der klinischen Untersuchung, speziellen organspezifischen und apparativen Diagnostik vorangestellt sind jedoch die Anamnese und das Aktenstudium. So weißt Du bereits vorab, worauf Du bei der Diagnostik achten sollst, zumindest in dem Fall, wenn Du Dich nicht nach Aktenlage äußern sollst.

Gesundheitsschädigungen/Erkrankungen sind durch aktuelle Facharzt-berichte nachzuweisen. Offene Fragen klärst Du durch eigene Untersuchungen oder delegierbare Spezialuntersuchungen, die zielführend für den Grad Deiner Schadenseinschätzung sind.

Diagnostik

Die **klinische Untersuchung** erfolgt allgemein und symptom- und beschwerdeorientiert, so wie wir es gelernt haben.

Die **apparative Diagnostik** setzt Du gezielt ein. Hier gehst Du auf geäußerte relevante Symptome und zu beantwortende Fragen ein.

Dies ist **in Eigenregie** meist möglich mithilfe unserer praxiseigenen „Bordmittel":

- ein kleines Labor für Urinkontrollen und ggf. Anlage von Urinkulturen,
- ein Sonografiegerät mit mehreren Schallköpfen,
- ein Uroflowgerät (Hier kannst Du schon ganz einfach eine Harnröhrenstriktur von einer prostatabedingten Harnflussstörung unterscheiden.) sowie
- die Möglichkeit zur Zystoskopie.

Weitere **apparative Diagnostik** lässt Du ggf. in Delegation durchführen:

Bildgebung

Hier nutzt Du das jeweils für die Schadensbewertung notwendige Spektrum:

- Urogramme – vs. low-dose CT, CT mit KM Kontrastmittel (KM) und KM-Ablaufbild,
- MRT mit und ohne KM,
- Nierenszintigrafie zur verlässlichen Funktionsdarstellung mit und ohne Furesisbelastung (Mit der dynamischen Nierenszintigrafie kannst Du sowohl die Parenchymdurchblutung als auch die Abflussverhältnisse darstellen lassen und erhältst nebenbei noch zur Funktionsermittlung die MAG-3-Clearance.),
- Zystogramme, ggf. Miktionszystourethrogramme sowie
- Harnröhrendarstellungen.

Sonstige Gerätediagnostik

- Urethrozystomanometrie (Hiermit belegst Du das Ausmaß der neurologischen Blasenfunktionsstörungen.)
- In seltenen Fällen eine SKIT mit Dopplermessung der Penisdurchblutung

Initiiere die Gerätediagnostik erst dann, wenn Du sicher weißt, was Du brauchst.

Labordiagnostik

Im Kap. 4 hast Du schon gelesen, dass auch für das urologische Gutachten gilt: „Hier ist der Grundsatz des Notwendigen und Sinnvollen anzuwenden".

Urologische Einschätzung

Insgesamt wirst Du für Deine Schadeneinschätzung der Erkrankungen (im Falle der Berufsunfähigkeit) oder der Verletzungen auf urologischem Fachgebiet wenig gute Angaben für die Schadenshöhe in der Literatur finden. Einzig im Bereich der DGUV findet man die entsprechenden Tabellen mit MdE-Werten. In den anderen Rechtsgebieten hast Du als Gutachter einen gewissen „Spielraum". Mitunter kannst Du Dich als Zusatzgutachter an einem neurologischen Gutachter orientieren, der im selben Fall den Schaden einschätzen soll, oder Du hast schon genügend andere gute urologische Gutachten gelesen.

Eine Besonderheit im Bereich der privaten Unfallversicherung muss an dieser Stelle noch genannt werden: Der Verlust einer oder beider Nieren wird bei manchen Versicherern innerhalb der Gliedertaxe angegeben, d. h. in Bruchwerten! Auch hier gilt: Lies Dir das Auftragsschreiben der Versicherung genau durch (Rookie-Regel #7!)

7.5 Innere Medizin

Andreas Wilke

Montagmorgen 8 Uhr. Deine Mitarbeiterin kommt rein und sagt: „Ihr Gutachten ist da.", Du erinnerst Dich, da Du Dich gut auf das Gutachten vorbereitet hattest: „Stimmt, der Mann ist vom Dach gefallen, als er einen Herzinfarkt hatte."

Wie kaum ein anderes Fach, deckt die Innere Medizin mehr oder weniger den gesamten Menschen ab. Überschneidungen zu anderen Fachdisziplinen sind daher sehr häufig. So muss der Internist beispielsweise auch die Extremitäten untersuchen, wenn er Hinweise auf periphere Ödeme bei einer Herzinsuffizienz vermutet. Der Unfallchirurgische Gutachter hingegen, wird in den seltensten Fällen eine Auskultation des Herzens vornehmen. Hier stehen die bildgebenden Verfahren eindeutig im Vordergrund.

Es ist daher notwendig, dass Du Dir einen standardisierten Untersuchungsgang für den ganzen Menschen bereitlegst.

Anamnese

Am Anfang steht die Anamnese.

Um sich einen Überblick über die Anamnese zu verschaffen, sollte der Proband nach

- seinen aktuellen Beschwerden,
- nach der Entwicklung der Beschwerden im zeitlichen Verlauf,

- nach seiner Lebenssituation (Wohnsituation, Mithilfe im Haushalt, Gartenarbeit, Mitgliedschaft in einem Verein, Urlaub in den letzten Jahren),
- nach seiner Ausbildung (Informationen zum schulischen und beruflichen Werdegang mit Nachweisen, Informationen zu außerberuflichen Qualifikationen, Kenntnissen und Fähigkeiten, Daten zu quantitativer und qualitativer Arbeitsleistung in gesunden Tagen und nach Eintritt des behaupteten Versicherungsfalls),
- nach seiner derzeitigen beruflichen Situation (Darstellung aller beruflichen Teiltätigkeiten, Informationen zum gesundheitlichen Anforderungsprofil der beruflichen Tätigkeit, Lautstärke, Temperatur, Daten zu Mobilitätsfragen/Wegstrecken, Gewichtsbelastungen, verwendete Materialien und Stoffe, Informationen zur Personalstruktur, Aufgaben und Tätigkeitsprofile aller Mitarbeiter, Fahrzeug- und Maschinenpark im Betrieb, betriebswirtschaftliche Daten vor und nach dem Versicherungsfall, Zukunftsplanung des Versicherten) und
- nach seiner vegetativen Anamnese (Tab. 7.4).

Tab. 7.4 Beispiel für eine vegetative Anamnese

Appetit?	
Durst?	
Trinkmenge pro Tag?	
Stuhlgang?	
Wasserlassen?	
Nykturie?	
Körpergröße?	
Gewicht?	
Gewichtsveränderung?	
Husten?	
Auswurf?	
Dyspnoe?	
Wassereinlagerungen?	
Schlaf?	
Allergien?	
Brustschmerzen?	
Rhythmusstörungen?	
Schwindel?	
Bauchschmerzen?	
Nikotin?	
Alkohol?	
Medikamente: regelmäßig?	- - - -
Bedarfsweise?	
Sonstige Behandlungen?	
Behandelnder Hausarzt?	

befragt werden. Entscheidend ist, dass sich die beklagten Beschwerden des Probanden auf entsprechende gesundheitliche Einschränkungen zurückführen lassen und umgekehrt, dass festgestellte gesundheitliche Limitationen auch Einschränkungen im Alltag des Probanden hinterlassen.

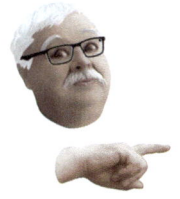

Rookie-Regel #70
Der Eindruck, den Du durch die Erhebung der Anamnese vom funktionellen Status Deines Probanden bekommen hast, sollte durch die körperliche und technische Untersuchung ergänzt werden, woraus sich ein möglichst stimmiges Bild ergibt!

Untersuchung

Am Anfang der **Untersuchung** des Probanden steht die körperliche Untersuchung

---

Beispiel für einen körperliche Untersuchungsbefund

Allgemeinstatus:

_____ jähriger Versicherter, Körpergröße: _____ cm, _____ kg, Konstitutionstyp: athletisch, guter Allgemein- und Ernährungszustand. Klare Bewusstseinslage, klare Sprache. Aufrechter Gang, keine Zyanose, keine Dyspnoe, keine Ödeme, kein Ikterus, keine Lymphknotenschwellung.

Kopf:

Uneingeschränkte Beweglichkeit, kein Klopfschmerz oder Druckempfindlichkeit der Kalotte. Unauffällige Lidspalte, kein Exophthalmus. Skleren weiß. Uneingeschränktes Sehvermögen. Äußerer Gehörgang unempfindlich. Normales Hörvermögen.

Hals:

Keine Struma, keine gestauten Halsvenen nachweisbar, keine Lymphknotenschwellungen.

Wirbelsäule:

Keine Skoliose erkennbar, keine Lordose, keine Kyphose. Druck- und Klopfschmerz im Lendenwirbelbereich, unauffällige Muskulatur.

Thorax:

Keine Seitendifferenzen der Beatmung, keine Deformationen. Normale Atemfrequenz in Ruhe. Seitengleiche Atemverschieblichkeit der Lungen. Sonorer Klopfschall. Keine Dämpfungsbezirke, keine Nebengeräusche der Atmung.

Herz:

Herztöne rein, keine Geräusche. Blutdruck rechts 160/80 mmHg, links 140/70 mmHg.

Mundhöhle:

Kein Foetor ex ore, keine Rhagaden, keine Zyanose. Gebiss saniert (Teilprothese unten). Tonsillen und Rachen reizlos.

Abdomen:

Deutlich adipöse Bauchdecken, keine Abwehrspannung, kein Meteorismus. Kein Hinweis auf Ascites. Leber normal groß, Milz nicht tastbar, kein Klopfschmerz über beiden Nierenlagern, kein Hinweis auf Hernien.

Extremitäten:

Keine Deformierungen, keine Krampfadern. Grobe Kraft unauffällig. Arteria dorsalis pedis Puls, A. tibialis posterior Puls, A. poplitea Puls, A. femoralis Puls, A. radialis Puls und A. ulnaris Puls bds. gut tastbar.

Nervensystem:

Bewusstseinsklarer Versicherter mit voller Orientierung zur Person und Zeit. Sprache, soweit beurteilbar, unauffällig. Motorik, Muskeltonus, Sensibilität, Koordination und Hirnnerven intakt. Patellar-, Trizeps-, Bizeps- und Achillessehnenreflex beidseits gut auslösbar. Kein Dermografismus, Babinsky bds. negativ.

Weitere Untersuchungen

Zu empfehlen sind die Durchführung eines Belastungs-EKG, die Bestimmung des NT-pro-Brain Natriuretic Peptide (BNP), und die Durchführung eines 6-min-Gehtestes.

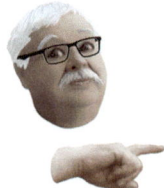

Rookie-Regel #71

Für die Bestimmung des funktionellen Status eines Probanden eignet sich gut der 6-min-Gehtest!

Der 6-min-Gehtest, kurz 6MGT, ist ein klinischer Test, welcher der Abschätzung und Kontrolle der kardiovaskulären und pulmonalen Leistungsfähigkeit unterhalb der anaeroben Schwelle dient (ATS Statement 2002). Gemessen wird die gelaufene Wegstrecke in Metern.

Weiterhin wird kurz vor Beginn des 6MGT im Stehen und nach Beendigung der 6 min die Atemnot anhand der Borg-CR10-Skala bestimmt (Borg 1982; Tab. 7.5)

Die Beurteilung der Gehstrecke erfolgt mittels der Vorhersageformel von Troosters (Troosters et al. 1999):

Sollwert der Gehstrecke $= 218 + (5,14 \times \text{Größe} - 5,32 \times \text{Alter}) - 1,8 \times \text{Gewicht} + 51,31 \times \text{Geschlecht})$

mit:

Tab. 7.5 Borg-CR10-Skala

0	Überhaupt keine Atemnot
0,5	Sehr, sehr milde (knapp wahrnehmbar)
1	Sehr milde
2	Milde
3	Mäßig
4	
5	Schwer
6	
7	Sehr schwer
8	
9	
10	Maximale Atemnot

Tab. 7.6 Belastungs-EKG

Maximalleistung bei der Ergometrie		Dauerbelastbarkeit	Körperliche Belastbarkeit
Ca. 75 W	Ca. 1 W/kg KG	Ca. 50 W	Leicht
75–125 W	1–1,5 W/kg KG	50–75 W	Mittelschwer
125–150 W	1,5–2 W/kg KG	75–100 W	Schwer
ab 150 W	2 W/kg KG	ab 100 W	Schwerst

Größe in cm

Alter in Jahre

Gewicht in kg

Geschlecht: 0 (w), 1 (m)

Der Normwert liegt bei Gesunden i. d. R. zwischen 700 und 800 m. Ab einer Strecke von 1000 m gilt der Proband als sehr gut trainiert.

Ein weiterer, einfacher Test ist das Belastungs-EKG (Schwaab und Franz 2011) (Tab. 7.6). Die Wattzahl pro Kilogramm Körpergewicht (kg KG) lässt Schlüsse auf die Einsetzbarkeit im Arbeitsleben zu.

Auch das NT-pro-BNP kann zur Beurteilung der kardialen Belastbarkeit herangezogen werden. Es handelt sich um ein Hormon, das bei Dehnung der Herzkammern von der Herzmuskelzellen gebildet und abgesondert wird. Das BNP und das NT-pro-BNP werden als diagnostische Marker und zur Therapie der Herzinsuffizienz eingesetzt. Die Höhe der NT-pro-BNP-Konzentration im Blut korreliert gut mit dem Schweregrad der Herzinsuffizienz (https://www.labor28.de/media/Multisite7949/laborinfo_081_bnp_l28.pdf; (Zugriff am 28.7.22) Tab. 7.7).

Dabei muss berücksichtigt werden, dass bei Niereninsuffizienz die Konzentration von NT-pro-BNP unabhängig von Stadium der Herzinsuffizienz ansteigt.

Tab. 7.7 NYHA-
Klassifikation. (Nach der
New York Heart Association)

NYHA-Klassifikation	NT-pro-BNP (Median in ng/l)
NYHA-Stadium I	342
NYHA-Stadium II	951
NYHA-Stadium III	1571
NYHA-Stadium IV	1707

Tab. 7.8 Referenzwerte für
die Einschätzung der globalen
Pumpfunktion anhand der
Ejektionsfraktion

Ejektionsfraktion	Pumpfunktion
52–72 %	Normal
41–51 %	Leichtgradig eingeschränkt
30–40 %	Mittelgradig eingeschränkt
<30 %	Hochgradig eingeschränkt

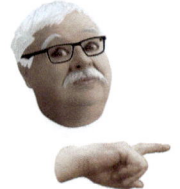

Rookie-Regel #72
Ein normales NT-pro-BNP schließt eine Herzinsuffizienz aus!

Ferner eignet sich, sofern verfügbar, die echokardiografisch bestimmte Ejektionsfraktion zu Beurteilung der Herzfunktion. Die Ejektionsfraktion oder Auswurffraktion ist ein Maß für die Herzfunktion. Da bei einer Kontraktion des Herzmuskels nicht das gesamte Blutvolumen aus der Kammer ausgestoßen wird, sondern ein gewisser Teil zurückbleibt, kann der Anteil des ausgestoßenen Volumens am enddiastolischen Füllungsvolumen Rückschlüsse auf den Zustand des Herz- und Kreislaufsystems bieten. Die Europäische und die Amerikanische Gesellschaft für Echokardiographie geben übereinstimmende Referenzwerte für die Einschätzung der globalen Pumpfunktion anhand der Ejektionsfraktion an (Lang et al. 2015; Tab. 7.8).

Diese Testverfahren sollten im Idealfall vergleichbare Ergebnisse zeigen. Falls die Ergebnisse unterschiedlich ausfallen, solltest Du eine plausible Erklärung dafür angeben können. So könnte eine deutlich eingeschränkte Gehstrecke neben einer Erkrankung des Herz-Kreislauf-Systems auch orthopädische Ursachen haben. Oder ein erhöhtes NT pro BNP kann bei normaler Herzleistung auch auf einer Niereninsuffizienz beruhen.

In der Begutachtung von pneumologischen Erkrankungen kann die folgende Graduierung der spirometrischen Funktionseinschränkungen (Leitlinie Spirometrie) verwendet werden:

- Obstruktive Ventilationsstörung: Wenn FEV1/FVC <LLN (<5. Perzentile) (Tab. 7.9).
- Restriktive Ventilationsstörung: Wenn TLC <5. Perzentile (Tab. 7.10).

Tab. 7.9 Obstruktive Ventilationsstörung

FEV1	Einschränkung
≥ 85 % LLN	Leichtgradig
< 85 % und ≥ 55 % LLN	Mittelgradig
< 55 % LLN	Schwergradig
LLN = lower level of normal, untere Sollwertgrenze	

Tab. 7.10 Restriktive Ventilationsstörung

FVC	Einschränkung
≥ 85 % LLN	Leichtgradig
< 85 % LLN und ≥ 55 % LLN	Mittelgradig
< 55 % LLN	Schwergradig
LLN = lower level of normal, untere Sollwertgrenze	

Für die Beurteilung einer Funktionseinschränkung bei pneumonologisch Erkrankten eignet sich der 6MGT ebenfalls.

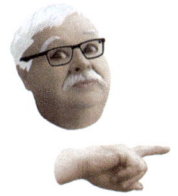

Rookie-Regel #73
Der in den technischen Untersuchungen herausgearbeitete Status muss in Einklang mit der Anamnese gebracht werden.

Internistische Einschätzung
Der funktionelle Status ist der Kernpunkt in den häufigsten Gutachten, zum Beispiel der deutschen Rentenversicherung zur Erwerbsminderung, Teilhabe am Arbeitsleben, Grundsicherung und Reha-Bedürftigkeit, im Schwerbehindertenrecht und zur Erwerbsfähigkeit in Scheidungssachen.

In der privaten Unfallversicherung dagegen stellt sich die Frage der Kausalität. Jetzt kommen wir auf das eingangs genannte Beispiel zurück: Ist der Proband vom Dach gefallen, weil er einen Herzinfarkt hatte, oder wurde der Herzinfarkt durch den Sturz vom Dach ausgelöst? In unserem Beispiel wäre die Frage nach einem Primärschaden wichtig: Hat der Proband Prellmarken erlitten, die auf ein Thoraxtrauma hindeuten, welches einen Riss in einem Herzkranzgefäß verursachen kann?

Bei der Berufsunfähigkeitsversicherung muss die genaue Berufsausübung vor dem Sturz vom Dach mit den Fähigkeiten danach herausgearbeitet werden. Versichert ist bei einer Berufsunfähigkeitsversicherung die individuelle berufliche Leistungsfähigkeit des Versicherungsnehmers in Bezug auf seinen zuletzt ausgeübten Beruf oder auf eine andere Tätigkeit, die der Versicherungsnehmer (mittlerweile) tatsächlich ausübt. Versichertes Risiko ist der (teilweise) Wegfall der Berufsfähigkeit aus gesundheitlichen Gründen (Krankheit, Körperverletzung oder Kräfteverfall) zu zumindest 50 % (Ludolph und Reis 2022)

Die Kausalität ist dann auch entscheidend, wenn es um Arzthaftpflichtfragen geht. Sollte der vom Dach gestürzte Patient zum Beispiel die Diagnose Myokardinfarkt verzögert gestellt bekommen haben, weil die Ersthelfer von einem unfallbedingten Sturz vom Dach ausgingen, müsste herausgearbeitet werden, welchen Schaden er dadurch erlitten hat. Die Anforderungen gleichen sich, wenn der Auftrag von einem Gericht oder der Schlichtungsstelle kommt.

Bei verkehrsmedizinischen Gutachten stellt sich die Frage, wann unser Beispiel-Proband wieder in der Lage wäre ein Kraftfahrzeug zu führen. Detaillierte Hinweise geben die Empfehlungen der Bundesanstalt für Straßenwesen (Landmann 2009).

Die Bemessung der unfallbedingten Beeinträchtigung der körperlichen Leistungsfähigkeit erfolgt in der privaten Unfallversicherung außerhalb der Gliedertaxe. Bei einer Lungenkontusion oder dem Verlust eines oder mehrerer Lungenlappen kannst Du die Lungenfunktionsparameter, die Sauerstoffsättigung und unter dem Aspekt der Druckerhöhung im Lungenkreislauf auch die Echokardiografie heranziehen.

Auch bei gastroenterologischen Fragestellungen wie bei einem unfallbedingten Verlust eines Teils des Dünndarms und daraus resultierenden Kurzdarmsyndromen kommt es auf die funktionelle Schädigung an. Der traumatische Milzverlust hinterlässt bei Erwachsenen nach einer Anpassungsperiode von etwa 1 Jahr keine objektivierbaren Funktionseinbußen, die eine dauernde Beeinträchtigung und damit einen Invaliditätsanspruch begründen lassen. Maßgeblich für die Bemessung der unfallbedingten Invalidität ist aber die Beeinträchtigung der körperlichen Leistungsfähigkeit voraussichtlich auf Dauer auf der Grundlage der Befunde, wie sie zum Ende des 3. Unfalljahres vorliegen (Ludolph und Reis 2022).

In den letzten Jahren kommen Nachfragen der Versicherer zur voraussichtlichen Lebenserwartung der Leistungsempfänger hinzu.

Literatur

„Neurowissenschaftliche Begutachtung" von Widder und Gaidzik.

ATS Statement: Guidelines for the Six-Minute Walk Test. Am J Respir Crit Care Med Vol 166. pp 111–117, 2002

Berndt Gramberg-Danielsen (2010) Rechtliche Grundlagen der augenärztlichen Tätigkeit. Grundwerk mit 26. Ergänzungslieferung Stand: Lieferung 06/2010

K.-H.Bichler, Das urologische Gutachten, 2 Auflage, 2012l 2. Softcover reprint of the original 2nd ed. 2004 Springer Berlin (Verlag)

Borg G: Psychophysical bases of perceived exertion. Medicine and Science in Sports and Exercise, 1982, 14(5), 377–381

Feldmann, Brusis; Das Gutachten des HNO-Arztes, 8. Aufl. 2019, Thieme-Verlag

https://www.bast.de/DE/Verkehrssicherheit/Fachthemen/U1-BLL/BLL-Download.html;jsessionid=D7A2D8A6F2A27174EE6EA16A7E68584D.live21302?nn=1838134

Kuhn F, Morris R, Witherspoon CD, Mester V (2004) The Birmingham eye trauma terminology system (BETT). Journal Français d'Ophtalmologie, 27:206–210

Lachenmayr, B. (2012) Begutachtung in der Augenheilkunde, 2 Auflage. Springer-Verlag Berlin Heidelberg

Katrin Landmann, Handbuch der Berufsunfähigkeit, 2009

Roberto M. Lang, Luigi P. Badano, Victor Mor-Avi et al. (2015): Recommendations for cardiac chamber quantification by echocardiography in adults: An update from the American Society of Echocardiography and the European Association of Cardiovascular Imaging (J Am Soc Echocardiogr 2015;28:1–3

Rolf Lehmann, Elmar Ludolph: Die Invalidität in der privaten Unfallversicherung 2013

Leitlinie Spirometrie https://www.awmf.org/leitlinien/detail/ll/020-017.html

Elmar Ludolph, Stephan Reis: Die Invalidität in der privaten Unfallversicherung. 6. Auflage, 2022, Verlag Versicherungswirtschaft, Karlsruhe

Philipp M., zur Bedeutung der objektiverten Beschwerdeschilderung für die psychiatrische Rentenbegutachtung Med Sach 2010;106:181–186

Schönberger, Mertens, Valentin: Arbeitsunfall und Berufskrankheit. Rechtliche und medizinische Grundlagen für Gutachter, Sozialverwaltung, Berater und Gerichte. Erich-Schmidt-Verlag Berlin. 9. Auflage 2017

nach: Schwaab B, Franz I-W, 2011, aus: S3-Leitlinie zur kardiologischen Rehabilitation

Troosters T., Gosselink R, Decramer M: Six minute walking distance in healthy elderly subjects. Eur Respir J, 1999, 14(2)

Winkler P., Foerster K. Zum Problem der „zumutbaren Willensanspannung" in der sozialmedizinischen Begutachtung, Med Sach 1996;92:120–124

Nachwort

Michael Oberst und Jörg Schmidt

So, jetzt hast Du Dir die Grundlagen der Begutachtung durchgelesen. Bevor Du Dich jetzt in die ersten Gutachten stürzt, denke daran, dass dies nur ein „Amuse-Gueule" gewesen sein kann. Du wirst während Deiner Tätigkeit in der Begutachtung schon rasch auf Probleme stoßen, die wir in diesem Buch nicht angesprochen haben. Es wird über kurz oder lang unumgänglich sein, dass Du Dir weitere, weitergehende Literatur zulegen musst. Wir haben Dich in diesem Buch bewusst vor tieferen juristischen Einlassungen bewahrt und uns darum bemüht, Grundlagen zu vermitteln, damit Du überhaupt mit der Gutachtertätigkeit loslegen kannst. Du wirst rasch selbst herausfinden, wo es „hakt" und Du noch Verständnisprobleme hast.

Eine Auswahl an weiterführender Literatur haben wir Dir beigelegt. Du wirst Dir sicherlich das eine oder andere Standardwerk zulegen. Dein Vorgesetzter, der Dir auch die Gutachten verteilt hat, wird Dich dabei beraten.

Die erfahrenen Gutachter werden bei der Lektüre dieses Buches sicherlich Themen finden, die wir nur angerissen haben. Sie werden juristische Unschärfen entdecken oder gutachterliche Oberflächlichkeiten vermuten. Ihnen möchten wir sagen, dass wir uns bewusst bemüht haben, das schmackhafte Menü des Gutachtens für den Anfänger so leicht verdaulich als möglich zu gestalten. Aus diesem Grund sei an dieser Stelle um Nachsicht gebeten, wenn das eine oder andere nicht in der ausreichenden Tiefe diskutiert wurde.

An Dich, der Du mit den Gutachten anfängst, richten wir nochmals unsere **Rookie-Regel #1**: „Gutachten macht Spaß!"

Weiterführende und vertiefende Literatur

Ludolph, Reis: Die Invalidität in der privaten Unfallversicherung. Rechtsgrundlagen und ärztliche Begutachtung. VVW-Verlag Karlsruhe. 6. Auflage 2022a

Schönberger, Mertens, Valentin: Arbeitsunfall und Berufskrankheit. Rechtliche und medizinische Grundlagen für Gutachter, Sozialverwaltung, Berater und Gerichte. Erich-Schmidt-Verlag Berlin. 9. Auflage 2017

Ludolph, Schürmann, Gaidzik: Kursbuch der ärztlichen Begutachtung, Ecomed Verlag Landsberg am Lech, fortlaufendes Loseblatt-Werk

Grundlagen der Beurteilung von Arbeitsunfällen. Erläuterungen für Sachverständige. DGUV 2018, neue Auflage 2021, ISBN (online): 978-3-948657-37-6

Schiltenwolf, Hollo, Gaidzik: Begutachtung der Haltungs- und Bewegungsorgane. Thieme-Verlag Stuttgart, 7. Auflage 2021

Hempfling, Krenn: Schadenbeurteilung am Bewegungssystem. Band 1+2, De Gruyter Verlag 2016

Hempfling, Krenn: Schadenbeurteilung am Bewegungssystem. Band 3, De Gruyter Verlag 2022

E. Ludolph (Hrsg): Der Unfallmann. Ärztliche Begutachtung in den verschiedenen Rechtsgebieten. Springer Verlag Heidelberg, 14. Auflage 2022b

Deutsche Gesellschaft für Unfallchirurgie (Hrsg.) (2004): Empfehlungen zur Begutachtung. Erarbeitet durch die Kommission „Gutachten" der DGU in Zusammenarbeit mit dem AK „Sozialmedizin und Begutachtung" der DGOOC. *DGU – Mitteilungen und Nachrichten* 26. Jahrgang. Stuttgart: Karl Demeter Verlag.

Deutsche Gesellschaft für Unfallchirurgie (Hg.) (2007): Empfehlungen zur Begutachtung. *DGU – Mitteilungen und Nachrichten* 29. Jahrgang. Stuttgart: Verlag Georg Thieme.

Fritze J, Mehrhoff F.: Die ärztliche Begutachtung. Rechtsfragen, Funktionsprüfungen, Beurteilungen. 7. Auflage. Stuttgart: Steinkopff Verlag 2008

Klemm H-T, Wich M.: Ärztliche Begutachtung. Strukturierte curriculare Fortbildung nach den Vorgaben der Bundesärztekammer, Module I und II. 1. Aufl. 1 Band. Berlin/Boston: Walter de Gruyter GmbH 2021.

Thomann KD (Hrsg.): Personenschäden und Unfallverletzungen. Leitfaden für die Beurteilung und Entschädigung von Verletzungen und seelischer Störungen im Zivil- und Sozialrecht. Ein Handbuch für Mitarbeiter privater und gesetzlicher Versicherungen, Verwaltungen, Gutachter, Rechtsanwälte und Richter. Frankfurt/Main: Referenz Verlag 2015

© Der/die Herausgeber bzw. der/die Autor(en), exklusiv lizenziert an Springer-Verlag GmbH, DE, ein Teil von Springer Nature 2023
M. Oberst, J. Schmidt (Hrsg.), *Medizinische Begutachtung für Einsteiger*,
https://doi.org/10.1007/978-3-662-66060-7

Verband der Versicherungsunternehmen Sektion Unfallversicherung (Hrsg.): Die Invalidität in der privaten Unfallversicherung. Referenzwerte für Bewertung typischer Verletzungsbilder und deren Dauerfolgen. 2. Aufl. Wien: MANZ´sche Verlags- und Universitätsbuchhandlung 2016

Weise K, Schiltenwolff M. (Hrsg.): Grundkurs orthopädisch-unfallchirurgische Begutachtung. 2. Auflage. Berlin-Heidelberg: Springer-Verlag 2014

Ludolph E: Ärztliche Begutachtung von A bis Z – Fachbegriffe, die der ärztliche Gutachter kennen muss. Springer-Verlag Heidelberg, 2. Auflage 2020

Stichwortverzeichnis

© Der/die Herausgeber bzw. der/die Autor(en), exklusiv lizenziert an Springer-Verlag
GmbH, DE, ein Teil von Springer Nature 2023
M. Oberst, J. Schmidt (Hrsg.), *Medizinische Begutachtung für Einsteiger*,
https://doi.org/10.1007/978-3-662-66060-7